看取るほどわかる命の重さかな

～赤いパンツと官製はがき～

シリーズⅠ　看取る人の納得と逝く人の覚悟

シリーズⅡ　百聞は一験にしかず（一験：死の模擬体験）

⌘　はじめに

本書は市民講座での講演を修正、加筆した『講演録』です。単なる口演原稿ではありません。講演録というのは、演者の口演原稿だけではなく、それを聴いた方々の感想・批評そして演者と聴衆の質疑応答など一連の流れによって構成される記録を意味すると考えています。

◇「今日のお話をぜひ本にしてください」

これは、令和元年、仙台市医師会と仙台市が共催する『終末期医療を考える講演会』での講義が終わり、質問に立たれた１人の男性からの発言です。東北の人は口が重いのか、講演会の直後に司会者が「講師の先生にお時間をいただいておりますので、質問や感想がございましたら是非…」と促しても、恒例のご挨拶のようになっており、実際には挙手されて発言される方は殆どおりません。ですから、次のように話されたときには、私も驚きました。

「先生は今日のお話を何か書物にされておられますか？もし在ったら読みたいので教えてください」「申し訳ないのですが、ありません」と答えると表題のようにおっしゃって着席されました。その方は、会が終わり、帰りがけに私の傍らにいらして「お話を聞いただけでは十分に理解できないので、反芻する資料がほしい。大勢の方に解ってもらいたいので何とか本にしてもらいたい」と言われて、握手してお別れしました。その翌日、私の不在中に勤務先に電話をくださり、仙台市、長町に住む一市民と名乗り、再度前日と同じ言葉を繰り返されたということを事務方から聞きました。仙台市の方にも「当日の講演スライドをインターネット上に公開してほしい」という電話がいくつかあったそうですが、その中のお一人がやはり長町在住の一市民と名乗られたそうです。

あれから２年が過ぎようとしています。

◇ACP（Advance Care Planning）の愛称が「人生会議」となりましたが・・・。

厚労省がその普及に力を入れているACPも、一般市民は終末期医療における延命治療の拒否証明書、医療従事者は救命処置不履行の承諾書のような受け取り方で、ACPの理解に大きな隔たりがあるのを修正できないまま、コロナ禍を迎えてしまいました。

つい最近までは、無駄な延命処置の象徴でもあった人工呼吸器も、コロナ禍にあっては必要不可欠な救命医療機器になりました。

不評を買った厚労省の「人生会議」のポスターで訴えられたメメント・モリ（memento mori＝常に死を考えよ！）も、特別な人たちの死生観や哲学書の中だけでなく、すべての人にとって日常的にも問われる事柄として浮上してきました。

◇「生老病死」の中での「死」を真剣に考えるべき時

医者という職業は、専攻分野にもよるのでしょうが、患者さんの

「死」に巡り会う機会が多くならざるを得ません。私も麻酔科医として手術の麻酔、救急医療、ICU（集中治療）、ペインクリニック（疼痛治療）、緩和医療に従事しながら、自らが歳を重ねるに従って、仕事上の事象であった『死』が、自らの大きな命題となってきました。

そのような視点で改めて現在の社会を見直すと、多くの知識人が指摘するように高度な経済世界、自由な社会、科学や個人主義が浸透した影響ともいわれますが、昭和30年代前半までは、腸チフスなどの伝染病で同級生が突然亡くなるなど死が身近にありすぎた反動もあって、前回の東京オリンピック前後から多くの方が殆ど死の問題についての関心を持てないばかりか、忌み嫌うようになってきているとさえ感じられます。

埼玉県帯津三敬病院臨床心理士の藤田みさお氏の調査によれば、欧米人や東南アジアの人々に比べると「日本人は死を最も恐れる民族」だそうです。そして、その要因の一つとして「日本人が死と向き合わなくなった」ことを挙げておられます。

それでも2011年の東日本大震災を契機に、直接の被災者ならずとも多くの人々が、「生と死」の問題を自分のこととして考え、それなりに死生観らしきものを感じたはずなのですが、10年の時が経過してしまうと何にも代え難い体験であったにもかかわらず、残念ながら確実に薄れていることを実感させられます。

それとタイミングを合わせるかのようにして、コロナ禍で再度「生と死」の問題を否応なしに考えざるを得なくなっているように思われます。当初、重症化するのが高齢者や基礎疾患を持った方に限定されているかのように捉えられたためでしょうか、若い元気な方々の被感染者としての関心は薄かったと思われました。しかし、感染させる側の立場として、あるいは感染による経済的な影響の広がりや入院した身内や親しい人の面会禁止や葬儀などを契機に、すべての人々にとって「生老病死」の中での「死」を意識した対応が迫られるようになってきました。

これまでにも「結婚記念日を夫婦で『死について』話し合う日にしよう」(大阪府淀川キリスト教病院名誉院長柏木哲夫氏提唱)、あるいは「20歳になったら死を見つめよう」(橋田寿賀子氏)などの「死を考える日：Thinking of Death Day」設置の呼びかけが行われてきました。

私も「仙台ターミナルケアを考える会」の一員として31年にわたり「生と死のセミナー」の開催に携わってきました。また、個人的には、まず死について家族や知人と話し合うきっかけ作りを目的に10余年にわたり「看取るほどわかる命の重さかな」という『死』をテーマにした講演会を、主として宮城県各地で行ってきました。大学などの教育機関、病院や介護事業所などでの研修会、さらには市民講座を含めると，100回をはるかに超える回数になります。

しかし、「仙台ターミナルケアを考える会」は構成員の高齢化のため、2021年8月の総会を持って解散することになりました。さらにボランティア活動としての講演会も、今回のコロナ禍で、今後はこれまで行ってきた形式での講演会やセミナー活動を維持することは難しくなると考えられます。実際に2020年は大学の講義や研修会あるいは市民講座は軒並み中止になりました。

コロナ禍がどのような形で治まる（ワクチンや治療薬の開発、あるいは自然衰退など）のか分りませんが、この国のことですから何等かの形で下火になればまた「死を考える機運」は再び下火になっていくことも予想されます。

今こそ、老いも若きもすべての人々が「生老病死」の中の「死」を、自分の問題として考えていただける大事な時ではないかと考えます。

冒頭に書きました「今日のお話をぜひ本にしてください」を実行するのは、まさにこの時「今でしょ」。

◇本書の構成について

本書では二つのテーマで行われた市民講座を取り上げましたが、冒頭に記載しましたように、演者の口演記録、演者と聴衆との質疑応答そして聴衆の感想・批評からなる『講演録』ですので、それぞれのテーマの講演会を一つの単元として把握していただくために敢えて「シリーズⅠ､シリ－ズⅡ」という名称を当ててみました。

各シリーズは、まず講義の内容の記載から始まります。できるだけ講演会での話の原型をとどめるようにしました。さらに、市民講座に限らず同じようなテーマで大学や医療・介護関係者の研修会やセミナーなどでも講義や授業を行っていますが、その中で今回の講演内容の参考になるような事柄を、**≪ノート≫**と、**【参考】**及び語句の説明を各所に挿入しました。

続いて、事前に配布した講義に対する「感想＆質問＆アドバイス」などを無記名で自由記載できるアンケート用紙の内容を、感想、質問に分類して聴いてくださった方の声として掲載しました。

アンケート用紙に記載された質問には可能な限りお応えするようにし、連絡先を添付してくださった方には直接、不明な場合には主催者を介してお返事を差し上げてきましたので、質疑応答として掲載しました。

目　次

シリーズⅠ　看取る人の納得と逝く人の覚悟

1　講演録

前口上

テーマからは哲学的な話のように見えますが、多少の死生感はあっても死生観には程遠いモノしか持ち合わせていない私ですから、「メメント・モリやスピリチュアルが何チャラ」という高尚な話はさておき、日頃の暮らし方の中で対応すべき『老い・看取り・死』について、実利的な事柄を居酒屋談義風に、しかし大切なことですから慎重さや品位を損ねないように話したいと思います。しかし、医局員時代に、教授から「下品とは少なくとも『下の品』はあるということだ。お前にはそれすらない『無品』」だ」と言われた私ですから、結果は、どうなることやら・・・？

序章

自己紹介です。「故郷は？」と聞かれると困るのですが、生まれは熊本で、父が転勤族でしたので、徐々に北上し、今は仙台人となりました。

早速ですが、お手を拝借します。これを「初手」と言っております。

手の平に指で「仙台」と縦に書いてもらいます。次に人偏を取って、先程と同じように「山」「台」と書いてみてください。

最初に書いたのが「山」で、次に「台」ですが、片仮名の「ム」、その下に「口」（漢字読みなら「くち」、片仮名読みなら「ロ」）と書いたはずですから、続けて読むと「山ムロ」になります。

これで私が仙台人になれたと言う訳がお分りと思います。分からなかった人を「遅手」と呼ばせていただきます。

略歴ですが、麻酔科医として手術の麻酔、救急医療、ICU（集中治療）、ペインクリニック（疼痛治療）、緩和医療そして現在は在宅医療に従事しています。

その間、タンカーの船医としてペルシャ湾入り口のオマーン首長国連邦と新潟港を2往復したり、看護学校の学校長として八戸に7年ほど単身赴任を経験させていただきました。

2013年から、仙台では在宅医療で102歳の患者さん、八戸では18歳の看護学生という幅広い年齢層の女性とお付き合いをする不思議な仕事を“二足の草鞋”で、こなしてきましたが、2014年、自らが心源性脳塞栓※で救急搬送されるなど、寄る年波には勝てず若い女性への未練を断ち切りました。

※心源性脳塞栓：不整脈などで心臓内に作られた血栓で、脳の動脈の一部が詰まることで生じる脳梗塞。

§ カンガルー族の立ち位置で

今日は団塊の世代の方が多いとお聞きしましたので、昭和19年生まれの見掛けは元気そうですが、採血検査では正常値より高い（H）と正常値より低い（L）のマークが多発するメタボ（メタボリック症候群）患者として、100円ショップで購入した「お薬カレンダー」を頼りに服薬している医者を生業（なりわい）とする同世代の人間としてお話させていただきます。

震災後、地域社会の大切さを学び、町内会の活動にも積極的に参加するようになりましたがママならず、月に1回、近所の居酒屋に顔を出すことにしました。そこでは採取した山菜や家庭菜園の野菜、あるいは釣った魚を持参する人たちが居る中で、私には何もありません。

それでも、親方夫婦の病気の話などを聞くうちに、居酒屋医療相談係のような立場で常連の端くれに加えてもらいました。

皆さまは「タケノコ族」はご存知でも、「カンガルー族」というのは聞き慣れない言葉だと思います。その意味は袋持ち動物、お袋が生きているということです。看護学校で10代の学生から教えてもらった言葉です。6月末に100歳になった東京に住む私の実母は元気です。しかし、2人いる私の息子はあまり家には近づきません。家内は私のせいだと言います。

親の介護は重くのしかかりますが、自分たちの介護は子どもに期待できない貧乏くじを引いた世代の1人です。

だからこそ、居酒屋ではお互いに共感することも多く、杯を片手に「そうそう」と「わかる、わかる」が飛び交います。

・最近、頭で考えていることと体の動きのギャップが大きいんだよ、若い頃には簡単にできていたことができなくなったね。

・寝不足、深酒の応え方が辛くてね、運動後の筋肉痛の出方がどんどん遅くなっていく、これも、若い頃と最も大きな違いだね。

・歳毎の落差が大きくなっていくから１歳とは言えないね、もっと小刻みな期間で考えた方が良い、たとえば半年とか４か月毎とかさ。

・物忘れがひどいねー、２階に上がってきて何しに来たか分からなくなって、階段を下りるでしょ。すると途中で思い出して戻ると、また忘れるんだ。

・１日中探し物していて休みが終わっちゃうんだよ、年寄りには趣味もレジャーも要らないよ。

・寝つきが悪いんで、少し余計に（お酒を）飲むと寝付きはいいけれど、今度は馬鹿早く目が覚めんのしゃー（覚めるんだよ）。

・早朝まで持てばまだいいよ、小便で何回も目が覚めるんで、ろくすっぽ眠れないんだよ。

・昨日は腰、今日は首から肩、明日は膝かいな、体のどこかが必ず痛む、どこも痛くない日なんてあったかなー。

身につまされ、酔いが回るにつれ「わかる」「わかる」が「ほだ、ほだ」「んだ、んだ」（仙台の方言）に変わります。

《ノート》

　これらの現象は、場所的な同似性ばかりでなく、時間的（時代的）にも見られる現象のようです。それは江戸時代も同じようなことがあったと考えられるからです。その裏付けとして江戸時代の禅僧で画家の「仙厓義梵（せんがいぎぼん）（1750～1837）」の狂歌「老人六歌仙」を紹介させていただきます。

皺がよる　黒子ができる　腰が曲がる
頭がはげる　髭白くなる
手は震う　足はよろつく　歯は抜ける
耳は聞こえず　目は疎くなる
身に添うは　頭巾襟巻　杖眼鏡
たんぽ温石　尿瓶　孫の手
聞きたがる　死にともながる　寂しがる
心は曲がる　慾深くなる　くどくなる
気短くなる　愚痴になる
出しゃばりたがる　世話焼きたがる
またしても　同じ話に　子を褒める
達者自慢に　人は嫌がる

　江戸と令和、時代は異なりますが、居酒屋の高齢者仲間とおかしくなるほど同じです。

第Ⅰ章　「老いる」ということ

§　「老」という漢字

〈老〉という字の変遷

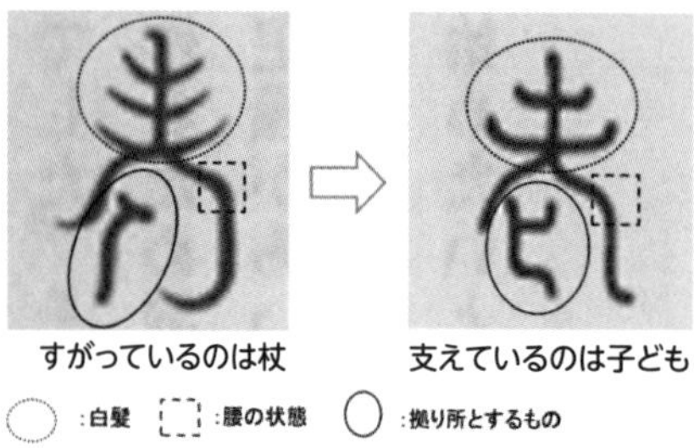

出典：『老化とは何か』岩波新書（図１）

時代が変わっても年寄りは同じ現象になるというのは、昔から同じだったらしく「老」という漢字の変化にも表れています。（図１）

「老」という漢字は、長い白髪（丸の部分）の腰の曲がった（四角い部分）老人が杖（楕円の部分）にすがってやっと立っている状態を表す象形文字です（今堀和友著『老化とは何か』岩波新書）。そういわれてよく見ると腰の曲がりや杖にすがるなど身体機能が衰えるところに力点があり、高齢であることを表すのは白髪というだけです。しかし、これが時代と共に少し変化しています。

最初に縋っていたのは杖でしたが、子どもに支えてもらうようになりました。さらに字面を見る限り、白髪が少なくなり腰の曲がりも少なくなったように見えます。おそらく白髪が抜けて禿げるまで生きても、腰の曲がりは緩やかなまま「老いる」、今風にいうと健康寿命が延び、子どもに支えられる「老い」を願っていたと思われます。

§　現代人の「老いや死」に対する考え方

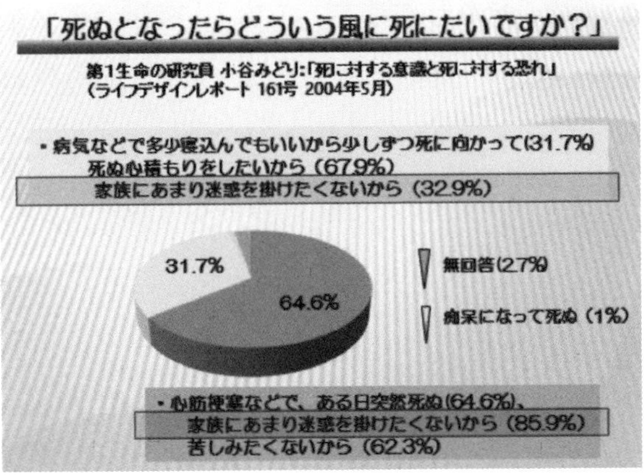

(図 2)

それでは、現代人の「老いや死」に対する考え方はどうでしょうか？

第一生命経済研究所の「ライフデザインレポート2004年5月号」掲載のレポートからの引用です。

「死ぬとなったらどういう風に死にたいですか？」という質問に対して、心筋梗塞などで、ある日突然に死ぬのが良いと考えている方（急死希望型）が64.6%、病気などで多少寝込んでもいいから徐々に死に向かうのが良いと考えている方（緩徐死希望型）が31.7%でした。

その理由ですが、急死希望型では「家族にあまり迷惑を掛けたくない」(85.9%)、「苦しみたくない」(62.3%)、「寝たきりなら生きていても仕方ないから」(54.3%）と続きます。一方、少数派の緩徐死希望型では「死ぬ心つもり＝身仕舞い支度をしたいから」(67.9%)、次いで多いのが「家族に心配を掛けたくないから」(32.9%)、「きれいに死にたいから」(23.8%）と続きます。

中には、急に死んだら「先祖伝来のマツタケの採れる秘伝の場所」や「ヘソクリの保管場所」を伝えられないから等という理由もあったそうです。

ここで注目すべきは、死に方の形式は違っても、「家族に迷惑を掛けたくない」という理由です。急死希望型では85.9%、緩徐死希望型でも32.9%だったことです。矛盾しているようですが、「家族に迷惑を掛けたくない」という理由にこそ現代の日本人の「死」に対峙する場合の特徴があると考えております。

「家族への迷惑」については後程改めて取り上げますので、ここでは鍵となる言葉（キーワード）として記憶しておいてください。

§「いつ死んでもいい」は口先だけ

この手の話題になると、「俺はいつ死んでもいいんだから」と居直る人が必ずいますが、実はこれほどいい加減な言葉はありません。

奈良・葛城一言主（ひとことぬし）神社、俗称「イチゴンさん」にちなむ2016年の第2回はがき名文コンクール佳作受賞作です。作者は30年前にご主人を亡くされて、常々一日も早くご主人のおそばに行きたいと言っておられる京都府の村上多慶子さん（当時88歳）です。

「もうお迎えに来ていただいてもいいですよ。
でもねー、明日は来ないでくださいね。
明後日も、来ないで下さいね。
明明後日も来ちゃいやですよ。また、お手紙します。」

（出典：第2回はがき名文コンクール佳作受賞作より抜粋）

次に紹介するのは居酒屋でビール１本にお酒２合ほど飲んだ団塊の世代の方の、煙草の煙を吐き出しながらの一言です。

「長生きなんてしたくないね。75歳くらいまで現役で働いて、後は家内とあちこち旅行でもして余生を楽しんで90歳頃には死にたいね」と、のたまわっていました。

まさに煙に巻くセリフです。

あなたの話し方は「生意気」、あなたの希望は「長生き」そのもの。

第Ⅱ章　老いと死に対する庶民の願いは昔から同じ

昔から庶民の願いは「臨終に至るまで他人のお世話にならず、長寿で、病まず、寝付かず、極楽往生出来ること」でした。これは現代の一部のインテリ層が言う安楽死や尊厳死志向などという難しいものではなく、俗にいう「ピンピンコロリ略してPPK願望」です。

【参考】
ピンピンコロリは長野県伊那郡のある町の「高齢者の健康作りのキャッチフレーズ」が始まりで、これを全国区にした本が『PPKのすすめ』（水野肇著 紀伊國屋書店1998）です。「K」を死ぬ、倒れる、の意味の「コロリ」とするのには縁起が悪いと抵抗があるらしく「キラリ」と言い換えている自治体もあります。確かにピンピンと長生きする方は、元来がお丈夫なので、その分、急に弱まることはなく「だらだら」と死に向かい、家族が気づいたら息をしていなかったなどという、PPKならぬNNK「ネンネンコロリ」でお亡くなりになる方が多い、というのも現実です。

医療の進歩で長寿は実現されました。しかし、多くの方が、難しいことは抜きにして、現在の長寿が庶民の願ってきた幸福に直結していないと感じておられます。それは現実には「よぼよぼ、もたもた、ジンワリ（YMJ※）」や「ぐずぐずと駄目になりぼしゃる（GDP）」型の長寿が多いからだと思われます。

※ YMJには「Young Man（YM）から、爺（Ji）様へ」という説もあります。

その一方で、巷ではGNPという言葉も耳にします。それは「元気でにっこり、ポックリ」の頭文字で（国民総生産：Gross National Productのパクリ）、これこそ現代人が望む亡くなり方だともいわれています。

そこで、昔からの庶民の願望を三つのテーマに分けてお話を進めさせていただきます。最初が、病まず、寝付かず、すなわち「ピンピン」の部分、次に極楽往生「コロリ」について話します。そして最後に他人の世話にならずという所に触れます。

第Ⅱ章－1　病まず、寝付かず（「ピンピン」の部分）

§ADLとIADLから見た人生行程

東京大学高齢社会総合研究機構の秋山弘子先生らが、1987年から約6,000人を対象に3年ごとにADLとIADLを指標に検討した研究を（「長寿時代の科学と社会の構想『科学2010年1月号』」岩波書店）紹介します。（P26図3）

指標としたADLとIADLですが、ADL（Activities of Daily Living）は排泄・食事・寝起きなど日常生活の基本的動作です。IADL（Instrumental ADL=手段的日常動作）はADLに関連した電話など通信手段の利用、薬・お金の管理など、より複雑な動作を行う能力のことを言います。

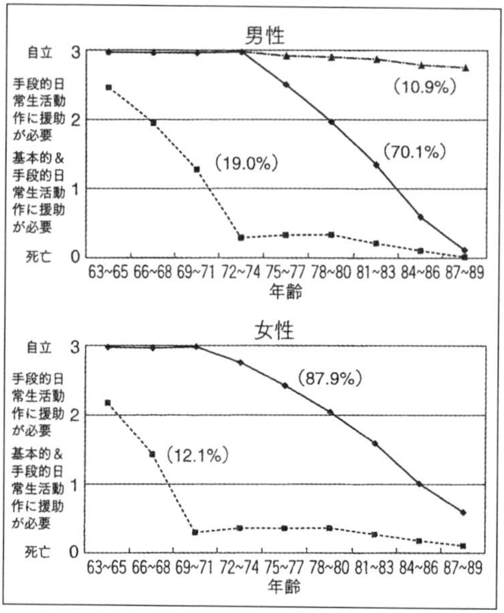

出典：『科学 2010 年 1 月号』
ー長寿時代の科学と社会の構想ー　(図 3)

表の縦軸は自立度（機能的健康度）を表し、一番上の「自立３」はADLもIADLにも支障がなく完全な自立状態、中央の２はADLには支障がないがIADLに援助が必要な状態、１はADL、IADLのいずれにも援助が必要な状態、そして最下段の０は死亡を表します。

男性は上段の図で「早く衰えるパターン」「通常の衰えパターン」そして「元気維持パターン」の三つに分類できます。さらに、男性の19％は70代前に死亡するか、あるいは重度の介助が必要となる「早く衰えるパターン」で、残りの70％は70代半ばまでは一人暮らしが可能なほど元気なのですが、それを過ぎる頃から徐々に自立度を失っていく「通常の衰えパターン」、そして80-90代でも元気に自立生活が送れる「元気維持パターン」が10.9％もいることが解りました。すなわち男性は、早く衰える人は早く衰えますが、その一方で80-90代まで自立度が高い元気な人、スーパー爺様も居るということです。

一方、女性は「早く衰えるパターン」「通常の衰えパターン」の二つに大別できます。12.1％の方は70代前に死亡するか、あるいは濃厚な介護を必要とする状態となります。そして、残りの87.9％の方は70代初めころより緩やかに自立度が低下していきます。

早く寝たきりの状態になるような人は男性より少ないのですが、日常動作（ADL）に手助けが必要となる程度に衰えるのは、男性より早く始まります。しかし、その進展は緩やかで、結構長生きされ、援助は必要ながらも90代直前まで生きてはおられます。但し、90歳を過ぎてからも人の手を借りずに元気に自立生活を送れるスーパー婆様は、この調査では表の中には表せないほど少ないという結果でした。90歳を過ぎても元気なのは婆様ばっかりという一般の方が持つ印象とは異なる結果でした。

結局、男女合わせると約80％が70代半ばから自立度が徐々に低下し、なんらかの介助が必要な要介護者になるということが解りました。

§ 生と死の狭間には「老病」がある（「生老病死」）

「生と死を考える会」「死生学」など、「生」と「死」が抽出・対比される機会が多いのですが、昔から「生老病死」といわれるように生と死の間には「老と病」が挟まれていることを忘れがちです。

どこかの新聞広告かCMにもあったような気がしますが、糸の切れた操り人形のように、自分の思いどおりに身体が動いてくれなくなります。「お風呂やトイレも１人で出来なくなる」、そして辛うじて繋がっている糸には「何でもないことが出来なくなったら危険信号」続いて、「つまずいてヒヤリとすることが多くなった」「靴下をはく時よろける」「下りの階段が怖くなってきた」「バスや電車でよろけやすい」「手摺りがないと不安」「歩幅が狭くなってきた」と書いたチェック用紙が貼り付いています。

CMでも、学問的にも「人は長生きすればするほど頭脳も体も不自由な要支援・要介護者、となってあっちさ逝く（向うの世界に行く）」ということです。

しかし、居酒屋談義では、このような結果を聞いても意外に皆さん平然としています。それはどの症状も酔っぱらった時と同じですから、どなたも身に覚えがあるからです。既に若い時から何回も体験済の症状ですから、怖くもないし驚きもしないのです。

先ほどの秋山弘子先生の研究結果から、男女とも70代後半から自立度（ADLやIADL）が下がると申しましたが、大部分の方々は、多少の病気や障害があっても、家電やIT（Information Technology）やAI（Artificial Intelligence）などの文明の利器により、杖を突き、シルバーカーを押しながらも、多少の援助があれば、それなりに日常生活を普通に送れます。

表向きは愚痴を言ったり嘆いたりしておられますが、本音では皆さん「自分はまだまだ元気」と考えておられます。

居酒屋談義ですから、男性の立場からの話が多くなりますが御容赦ください。我々の世代は、年下の奥様が多いので、奥様が自分の面倒を見てくれるものだと信じています。

夫婦仲は科学的に測れませんので、日常生活の自立度だけで判定しますと、奥様は旦那様より早い年齢で自立度の低下が始まりますが、進展はゆっくりです。

自分（旦那）が衰えて要介護状態になるほど高齢になると、奥様の方が日常生活の自立度低下の進展が遅い分だけ、その程度は軽いように感じられますが、衰え始めてからの年月はほぼ同じということになります。

言い換えますと、程度は軽くても介護を必要としている奥様に介護してもらう確率が高いのです。

かなり前から都市伝説として、取りあえず60歳を過ぎたら愛妻家になって（一方で60歳を過ぎてからでは遅過ぎるという説もありますが）、奥様の自立度の障害が軽い内に積極的に奥様への援助をしていないと、老後に自分の世話をしてもらえないという話を聞かされていましたが、どうやらその説は、学問的にも正しいことが裏付けされたと考えたほうが良さそうです。

したがって、奥様より自立度が高いにも関わらず、軽度ながらも介護の必要のある奥様に、日常生活のすべてを任せている男性は少なくありませんが、その末路は最悪と考えてください。

§ 超高齢社会とは（老老介護とお一人様死の増加）

我々の世代の超高齢社会というのは、自分が要介護状態になったら自立度障害の進行が遅いがゆえに、不自由さが少ない奥様に介護してもらい、旦那様が先にあちらに逝く。その後、奥様が一人暮らしとなって要介護者として他人の援助を受けながら、後からあちらに逝くというのが、統計が教えてくれる夫婦の人生終結パターン、しかもかなり幸せな部類に属するパターンです。

最近は、団塊の世代がそれなりのお年頃になりましたので、お亡くなりになる人数も増えてきました。そこで、少子・高齢・独居に加えて多死が加えられる社会になりました。

御主人に旅立たれた多くの奥様は、却って元気になっているかのように見えますが、実は「１人で居間にじっとしていると本当に寂しいの。空気みたいな存在のお父さんだったけど、いなくなったら寂しくてたまらない」と涙する方もおられます。さらに、一人暮らしですと簡単な食事で済ませる傾向があり、栄養不足も懸念されています。これを「取り残され症候群」と言います。

男性の「取り残され症候群」はもっとみじめです。70代以上の男性が奥様を亡くした時の喪失感は大きく、５年生存率は約50％とも言われています。これは、10年ほど前の食道がんや胃がんのステージⅡの５年生存率と同じくらいですから、奥様の死は、高齢男性にはがんにも匹敵するストレスなのです。旦那様は、自分の生存のためにも奥様を大事にしなければならない時代になりました。

奥様は、強気だけでなく、たとえ濡れ落ち葉でも粗大ごみでも、同じ屋根の下で息をしていることを感謝して、その時が来たら素直にご主人の元へ行ってあげてください。

§ 私の場合

夫婦仲はともかく、私の生活の自立度は結構高いです。それは大学を定年で辞めた後に63歳で八戸に単身赴任しましたので、炊事洗濯掃除など家事に関してはそれなりにできるようになったからです。しかも、八戸は北国ですから、衣食住に加えて火の始末が不可欠になります。一戸建ての場合はまだしも、アパートやマンション住まいでは、火の不始末は、他人まで巻き込む可能性があります。そのため現在は、老人の一人暮らしの継続を決定する基準の一つにも「fire（火）」が入るようになりました。

寒冷地のマンションに単身赴任して、衣食住に加えて火の管理もそれなりにやってきましたので、私の生活自立度は高いと胸を張りたいところですが、当初は信じられないようなことばかりしでかしていました。

クーラーは冷房専用だったのに、いつからエアコンと言われるようになったのか、それは除湿も暖房も出来るようになったからです。しかも、タイマーで朝起きる時に部屋を暖めておくことが出来る機能も付いてると知ったのは、実に赴任５年目になってからでした。

もっとも苦労したのは、クローゼットなどという洒落たものはなかったので、衣替えでした。車をもっていかなかったので、クリーニング屋さんまで風呂敷に包んで昔の泥棒スタイルで背負っていき、引き取りはタクシーを使うなど、結構いろいろと工夫が必要でした。

居酒屋のみんなに受けたのがATMの話です。信じられないでしょうが、大学の定年63歳になるまで、仙台ではATMを使用したことがありませんでした。八戸の銀行のATMで操作を間違え、３度目の操作に手間取っていると、脇のドアから怖そうなおじさんが出てきました。「初めて使用するんで」と、事情を話しても、何しろ一目で高齢者と分るちゃっこい(小さな)爺様の弁解ですから、疑わしそうな目でじろじろと見られましたが、ようやく信用してくれたらしく、優しいお姉さんに代わってくれて、使用法を説明してもらい本来なら駄目になる暗証番号も、変更せずにすみました。使い方は解ったのですが、それでも不安でしたので、もっぱら引き出しの際に、通帳記帳が同時にできるタイプ（カードと通帳の２つが必要）のATMしか使いませんでした。

昔から金銭関係は苦手で、お金の管理はすべて我が家の大蔵大臣の家内に任せきりだったツケが回ってきたというお粗末でした。

§ 老後のための貯金

老後のためのお金が大事という考えは、半分当たりで半分は間違いです。実際は「必要不可欠なものだが身の丈に合ったものが必要なだけあればよい」です。医療・介護費用は意外に少なくて済みますが、有料老人ホームや葬式費用は個人差が大きくなります。

また、生活水準が高ければ、より多くのお金が要るので、健康で働ける力を保つことが、経済的にも有利になります。稼ぐ体力と健康は、生きがい・医療費節減を考えると、お金を貯める「貯金」より筋力をつける「貯筋」の方が大事ということになりそうです。

だいぶ昔のことになりますが、老後資金の基準額として話題になった2,000万円を大きく超える貯金がありながら、孤独死、しかも餓死された方のニュースが流れたことがありました。

銀行に貯めてあるお金を引き出して、自分のお財布に入れ、お金を衣食住に必要なものに変えて、飲食・排泄・保清（身体の清潔を保つ)･睡眠が確保できて、初めて生き物として生命が保たれます。この流れが、どこか一つでも途切れると、銀行にいくらお金があろうと人は生きていけません。

良い機会ですから、ここで皆様にお尋ねします。よ～く考えてみてください。何年後かに夫婦で要介護に、あるいは奥様（旦那様）を亡くされて１人になった時、銀行からお金を引き出してあなたのお財布に入れることを安心して任せられる人は居りますか？お金を衣食住に必要な物品に変えてくれる人はどなたなのですか？さらに、それらの物品を飲食・排泄・保清・睡眠につなげられる方法は確保されていますか？

「死」の問題も重要ですが、生老病死の「生と死」の狭間に挟まれて忘れられがちな「老いと病」の時期に、暮らしの基本となる流れを確保することが「老後の生活」そのものであることを、居酒屋談義で聞いている限り、呑兵衛たちは全く解っていないように思われます。

解っていないのは呑兵衛たちばかりではありません。最近は世の高齢者はこぞって「終活、終活…」とおまじないのように唱えますが、「エンディングノート」などを見せていただく限り、葬式とお墓と遺産の話ばかりです。忘れ去られたのか、あえて無視されたのか分かりませんがYMJ「よぼよぼ、もたもた、じんわり」の「よぼよぼ、もたもた」の時期、自称YM（Young Man　ヤングマン）から、本当のJi（爺）様への期間の有り様と迷惑の掛け方を考えないと、最後は寝たきり老人になって亡くなる（NNK：ネンネンコロリ）危険性が高いのです。

§ 人は三度死ぬ

イギリス映画のジェームス・ボンドシリーズの中には『007は二度死ぬ』というタイトルがありますが、四国の山奥のへき地医療に貢献した疋田善平氏は、「人間は三度死ぬ」と述べておられます。

社会死、生活死、そして生物死の三つです。働けなくなった時、あるいは社会に貢献できなくなった時が「社会死」、自分で自分の身の回りの世話ができなくなり、生活を維持するのが困難になった時が「生活死」。そして生き物としての死の「生物死」です。

世界一ともいわれる長寿が実現しているのに、日本人に幸福感が少ない理由は、生活死と生物死の間の期間の著しい延長だといわれています。（奥野修司著『満足死－寝たきりゼロの思想－』講談社現代新書 2007 より）

§　老後の過ごし方の心得

老後を過ごすための心得えや暮らし方についての“how to 本”は、たくさん出版されています。ありがたいことに、内容はみな似たり寄ったりです。ということは、やるべきことも同じということです。

ここでは、2 人の方の提唱する「おひとり様の老後の 10 か条」を、ご紹介します。1 人は社会学者、上野千鶴子氏の 10 か条です。

・衣食住の自立は基本のキ
・体調管理は自分の責任
・酒、ギャンブル、薬物などにはまらない
・過去の栄光を誇らない
・ひとの話をよく聞く
・つきあいは利害損得を離れる
・女性の友人には下心をもたない
・世代のちがう友人を求める
・資産と収入の管理は確実に
・まさかの時のセーフティネットを用意する

もう１人の方は一人旅ブロガー、田原普氏の10か条です。

・トイレはいつも腰かける
・料理学校できちんと学ぼう
・お弁当をつくって出かけよう
・ゆったりと楽な格好をしない
・買い物にはカゴを持って
・見知らぬ人とお話しましょう
・でも仕切ったらだめですよ
・男性化粧品はもういいや
・姿見を買う
・花を生ける

（上野千鶴子著「男おひとりさま道」法研 2009 より）

金銭問題から見ても重要事項は衣食住（火）の自立・トイレ・知り合いの三つだということが改めてわかります。

ここで意外な盲点がトイレです。

酔っ払いも含めて足腰が弱ると、立ちションは容易ではありません。ポータブルトイレにしても、座位での排尿は必須です。しかし、ある調査によると「座わって派」は４割だそうですから、幼い時から「立ちション」になれた男は、精神的にも実施面でも座位での排尿練習が必要です。

私の父は、最後まで立ちションに拘りましたが、母１人で介護可能でした。それは、父は小児麻痺のため足が不自由で、介護の早い時期からトイレまではハイハイというよりは匍匐前進に近い上腕だけの力で移動していましたので、上腕の力が鍛えられ、トイレで手すりにつかまって立ち上れたからです。そこで、排尿する間だけ支えてやればよかったのです。長男としては廊下に絨毯を敷いて、膝と肘当てとジャージを頻繁に購入するだけで済みました。

ハイハイや匍匐前進歩行と腕の筋肉の鍛錬は、転倒防止のための老後対策にもっと取り入れられて良いように思います。

もし、ベッド上で、仰向けのまま尿尿瓶や採尿バッグで排尿可能ならば、介護者の負担も減りますし、期間にも寄りますが、おむつや排尿時の介護からの解放は数十万円以上の経済効果があると考えられるのではないでしょうか。

お金を貯めることも大事ですが、経済効果としても、男としてのプライドのためにも、老後対策の最重要事項として排尿訓練を今日からでも始めるべきです。

ちなみに、私がICUに入院した時には、練習のかいがあって、ベッド上で仰向けのまま尿尿瓶に排尿して孫のような看護師から拍手されました。

ここで女性の方々にも一言、寝たきりになるきっかけの１位は脳血管障害、２位は認知症、３位はトイレの行き帰りでの転倒です。しかも午前３時から６時の間が最多です。寝床から僅か数メートルですが、うす暗い中、覚め切らない意識で転倒し尻もちをつくと、骨粗鬆症の高齢ご婦人は、いともたやすく背骨の圧迫骨折を起こすからだそうです。

さらに女性の方々にもう一言。昔の女性は、ある年齢になると老後のために浴衣をほどいて自分のおむつを縫う、あちらに逝く覚悟を養ったと聞いております(身仕舞い支度)。今の女性も、お産の時と同様に、緊急入院時のために下着と必要書類、現金（1,000円札や500円、100円硬貨も忘れずに）を入れたバッグの準備をしておいてください。

我々の世代の旦那様は、奥様の下着の場所など絶対に分りません。むしろよくご存じという旦那様の方が不気味です。

§ 人はおむつに始まり、おむつで終わる。

児玉昌彦氏の『短歌と絵による心象写真集』（2005年）より二首の短歌を紹介します。

・「哲学を語りし　白寿の老人も　寡黙がちなり　おむつの日より」

・「食べて出す　ただそれだけの日常が　難しくなる老いの日」

私も大腸憩室の下血がひどく、おむつをしながらICUに入院しましたが、否が応でも二つの短歌の重さを実感させられます。

《ノート》

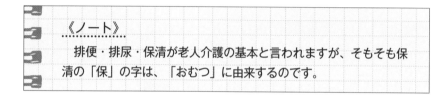

排便・排尿・保清が老人介護の基本と言われますが、そもそも保清の「保」の字は、「おむつ」に由来するのです。

漢和辞典で調べると「呆」の字は「おむつをした赤ちゃん」の表意文字で、それを「人」が抱き上げる姿が「保」の字となります。

でもおむつ程度で落ち込んではいられないのです。

①エピソード：訪問先から病院に帰ってきたある日の看護師さんの会話です。

看護室の扉を開けるなり、満面の笑みを浮かべながら叫ぶように言いました。
「出たよ」
「何が、臨時手当でも出たの」
「違う、違う、ようやく○○さんの便が出たのよ。5日ぶりにどっさり。あたし思わず『おめでとうございます』って言っちゃった」
終末期には、浣腸しても排便がなく、ある日突如浣腸に反応して洗面器一杯くらいの便が出ることがあるのです。患者さん自身が「こんなこと、実の娘にはとてもさせられない」というくらいですから、修羅場のような現場になる時もあります。
ただその一方で、（決して楽しい作業ではないはずなのに）汚物の処理を何か楽しいことでもするような感じでこなす若い看護師さんが「○○の天使のように見える」と言われた患者さんが居られるのも事実です。
「○○の天使」と言う言葉は、厳しい労働を押し付けるための美辞麗句を装ったパワハラ用語とも言われましたが、汚物処理や排便誘導マッサージ、摘便（肛門から直腸に指を入れて便を掻き出すこと）やオリーブ油の浣腸など排便を促す一連の作業を額に汗して行っているのを目の当たりにすると、私ですら素直に「やっぱり患者さんには天使に見えるかも」と、感心させられる時があります。

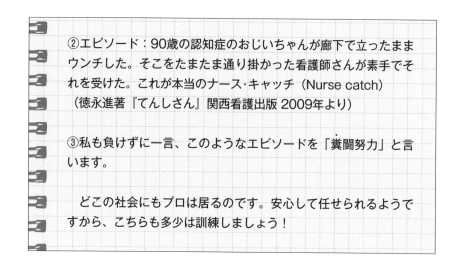

②エピソード：90歳の認知症のおじいちゃんが廊下で立ったままウンチした。そこをたまたま通り掛かった看護師さんが素手でそれを受けた。これが本当のナース・キャッチ（Nurse catch）
（徳永進著『てんしさん』関西看護出版 2009年より）

③私も負けずに一言、このようなエピソードを「糞闘努力」と言います。

どこの社会にもプロは居るのです。安心して任せられるようですから、こちらも多少は訓練しましょう！

第Ⅱ章－２－１　GNPで極楽往生（「コロリ」の部分）

これまでの話で「ピンピンコロリ（PPK）」は難しそうでも「よぼよぼ、もたもた、ジンワリ（YMJ）」ではなく、「元気でにっこり、ポックリ（GNP）」は努力と考え方次第で可能性がありそうに思われて来た方も多いのではないでしょうか。

実際に、元気と病気は違いますから、がんを病んでおられても気力の充実した元気な方はいくらでも居られます。「元気でにっこり、ポックリ」のGNPは、難しくても、たとえどんな状況に置かれても考え方次第で「元気に、にっこり、ポックリ」のGNPなら可能かもしれないのです。

年金暮らしの楽隠居の夢を捨て、トイレの訓練をし、愛妻家となり、生活の自立などを心掛ければ、後者のGNPには期待が持てるかもしれません。

しかし、その後「極楽」に行くかどうかは別にしても「ころり」や「ポックリ」に相当する「(極楽) 往生」が、予想外に難しいし、場合によっては残された人々にも大きな禍根を残すこともあります。

居酒屋談義仲間もおふくろさんが健在な「カンガルー族」や、高齢の御両親が生きておられる方々も多く、自分自身の老い方や逝き方の問題以上に親の看取り方で、話が盛り上がります。

かつては、家族による親の介護は日本の美徳と考えられ、時には称賛されたこともありました。しかし、その実情は介護という気力・体力いずれにも厳しい労働を家庭内の女性、特にお嫁さんに押し付け、女性の犠牲のもとに辛うじて支えられてきたのです。しかし、超高齢社会を迎えて女性だけで担える問題ではなくなり、家庭内に包み込むことができなくなりました。

その結果、サラリーマンが仕事帰りの居酒屋で、仕事や出世の話より親の介護や死亡をテーマにして、丁々発止の議論を行う時代になったのです。

また、老夫婦2人だけのご家庭も多く、親ばかりでなく配偶者が、危篤状態になった時や、亡くなられた場合にどうしたらよいのか？これまで酔眼朦朧だった居酒屋談義の呑兵衛たちが、結構真面目になって声高に話すのを聞いておりますと、かなり多くの誤解や思い込みがあることが解りましたので、番外編を作ることにしました。

この部分は、完全なお勉強になりますから、苦手な方は番外編を飛ばして第Ⅱ章－3に移ってください。

番外編　親・配偶者など身内を看取るための基礎知識

1．亡くなられた場合に必要な知識

1）臨終に医療者の立ち合いは必要ない

息を引き取る瞬間に、その場所が病院であれ自宅であれ、医者や看護師が立ち会ったり、傍に居る必要はまったくありません。むしろ最近は意識して、患者さんのベッド脇に居るのは家族だけにしてゆっくりお別れできるように配慮しています。

その一方で、病院でも急患（救急患者）などでばたばたしていて訪室が遅れたり、ナースコールもなく静かに寝ておられると思っていたのに定期の巡回の時に声掛けしたら、既に亡くなられていたという事態もあり得ます。同じように、ご家庭でも、介護されている方がトイレや入浴などで一寸目を離した隙に亡くなったなどという話もよく聞きます。不思議なことにこちらのほうが多いような印象さえ持っています。このような事例は、心情的には辛いものがあるのでしょう（自責の念を持つ方が多い）が、法律上も社会通念上も何ら問題ありません。

2）「死体検案」はご遺体になるために必要な診察

死体の検案というと何か事件性を感じている方が居られますが、事件性の有無とは関係ありません。

脈も触れず、心臓の音も聞こえず、呼吸もしない状態の人を、心肺停止状態と言います。このような人を診察して、医者が死亡と認めると初めてご遺体になります。これは亡くなった方全員に行われる（医者だけに認められた）医療行為で、死体検案あるいは検死と言います。普通の死に方、良からぬ死に方とは無関係に全ての患者さんに行われる医療行為です。

例えば、災害時の土砂崩れや火山灰に埋没した事故例を挙げますと、「死体検案」という医療行為が行われ、終了しない間は「ご遺体」と呼べないので、新聞などでも「心肺停止状態の方」と報道されます。

3）死亡診断書と死体検案書

用紙はA3サイズで、左が死亡届、右が死亡診断書（死体検案書）で記入内容もほぼ同じです。（P44 図4）

入院中・自宅療養中の老衰、あるいは亡くなられた原因が明確な病死の場合は死亡診断書になり、それ以外は死体検案書になります。

ここで重要なことは死体検案（亡くなられていることを医学的に確認し、ご遺体と認めること）、死体検案書の発行、警察への連絡、検視（「視」の字に注意）、ご遺体の解剖は、全く別個な事柄で決して連動する（セットになった）言葉ではありません。

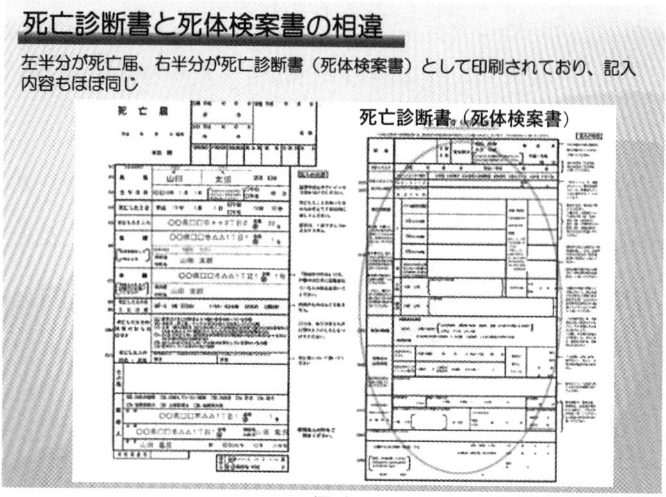

（図4）

二つの書類の相違は死因が生前診察していた傷病に関連しているかどうかで決まります。関連していれば死亡診断書、関連していなければ死体検案書、生前に診察したことのない患者を、死後初めて検案する場合も死体検案書になります。たとえば、旅行先で倒れて亡くなられた人を診るような場合は、生前には診察していない医者が死体検案をしますので、死亡診断書を出すというわけにはいきません。また死亡時のみならず、死後何日かして発見された死体（正確には心肺停止状態の人）を診た場合も、亡くなられた原因がわからなくなっている場合も多いので、死体検案書になります。

どんな場合でもご遺体になるには医者による死体検案が不可欠なので、検案をしてくれる医者を確保するのが大事です。

4）料金のお話

料金の目安として、死亡診断書一通で1,000円～3万円ですが、処置料加算があれば、10万円を超える場合もあるそうです。

死体検案書は3～10万円で、検案医師手当など名目加算もあるらしく、それこそ地域差・個人差が大きく、全くの自由価格と言われています。ちなみに死亡診断書も死体検案書も健康保険は効きませんのでご承知おきください。

5）自宅での死亡≠警察に連絡

警察に連絡が必要なのは死因や死ぬ経過に異状が認められるときのみで、死体検案書の交付と警察への届出とはセットではありません。

自宅で亡くなると警察が来て、解剖されるなんて言うのは、全くのデマです。

▶例外的事例

例外として警察に通報すべき、あるいはした方が良い場合があります。現在療養している疾患との強い因果関係があって危篤／心肺停止状態になった場合と、想定外の場合では異なります。

例えば胃がんで療養中の患者さんでも、がんからの出血で吐血（血や血の塊を嘔吐する）して心肺停止になった場合と、階段の下で倒れていたり、入浴中に顔をお湯に浸して意識消失していた場合とでは対応が違います。

在宅療養中で、定期的に医者の訪問診療を受けている場合は、救急車よりも何はともあれまず在宅診療所の医者に連絡してください。

在宅療養中でなければ「かかりつけ医」か、救急車か迷いどころです。

なぜなら階段からの転落と考えれば、直接の死亡原因は頭部に受けた外傷による脳出血などの事故死の可能性も考えられるからです。一方、出血など目立った外傷もなければ、事切れた場所がたまたま階段の下だったとも考えられます。お風呂でお湯に顔を浸して亡くなった場合も同じです。厳密に言うと死後であっても、CT などの検査をして死亡原因を確認する必要があると考えられます（決して解剖が必須条件ではありません)。

しかし、看病されてきた家族の苦労や世間体なども考慮して、あまり固く考えないで、広い意味ではがん闘病中の死亡ということで、直接死亡を「○×がん」として死体検案書ではなく死亡診断書にしている医者もいるようですし、そのように依頼されるご家族もおられます。

しかし、保険金の問題を考慮する必要があります。詳細は省略しますが、事故死ならば災害保険が下ります。但し、保険会社は、警察を呼んで、事故証明書がない限り事故死とは認めません。また「がん保険」も種類によっては、事故死となると支払い基準が微妙に異なる場合もあるなどと聞いております。

そこで、後々お金が絡むと遺族も医者も痛くない腹を探られる恐れがありますから、異状死として警察に連絡して杓子定規に死体の検案を行い、必要なら死体検案書を、あるいは警察の承諾を経て死亡診断書を作成するのも正しい選択肢の一つです。

2．危篤状態になった時の対応に関する知識

1）緊急時の「かかりつけ医」への往診依頼は難しい

お上や医師会は「かかりつけ医」を持つことを勧奨し、緊急時には「かかりつけ医」に連絡して対応できるような医療制度の普及を目指していると考えられます。

しかし、現状では大きな病院はもちろん個人開業の医者も、昼間だけのビル開業の医者も多くいます。このような状況で外来通院だけの患者さんの危篤／緊急時に往診をしてくださる医者は決して多くありません。

このように言いますと、医者が不誠実のように思われますが、ちょっと待ってください。診療中に「緊急の往診要請ですので、ちょっと行ってきます」と言われたら、待合室の患者さんは「どうぞ」と言ってくれるでしょうか、また、夜中に呼ばれて寝不足だからと言って翌日の開院時間を遅らせても、通院中の患者さんは納得するでしょうか？

離島での診療を経験された医者で、診療中であっても、診察中のあるいは診察を待っている患者さんの了承を得て、要請があれば死

亡確認や死体の検案に応じておられる奇特な医者もおられますが、例外だと思います。また、後程触れますが、医療側のみならず、住民・行政など地域ぐるみで協力し、過疎地区でも患者さんの危篤／緊急時、あるいは、死亡時に医者の往診ができるシステム作りに挑戦している町もあります。

在宅支援診療所の訪問診療を受けておられる患者さんならば、救急車の要請や病院の急患室への連絡に先んじて、何はともあれ在宅診療所の方に連絡を入れてください※。往診依頼に応じることはもちろん、最近は救急車が患者さんの搬送先の病院を捜すのに苦労すると聞いておりますから、必要な場合には、在宅診療所を通じて各方面に連絡を付けたほうが、急患受け入れ病院の確保など多くの点でずっと円滑にいきます。

※あわてて救急車を呼んでしまった場合でも、連絡をいただけると助かります。

私が勤務している在宅支援診療所の岡部医院仙台※でも、24時間緊急連絡体制を敷いています。但し、外来に通院しているだけの患者さんでは、いくら在宅専門の診療所だからと言われても、こういう緊急事態の時だけの急な往診依頼には対応できません。そこで通院が難しくなったら、早めの在宅医療の導入が緊急時には極めて有効です。

※巻末著者紹介の項を参照

《ノート》

検案事例：ここで医療者も聞きなれない警察や消防関係で使用される『検案事例』という言葉に触れておきます。病院や診療所にも行かないまま自宅あるいは外出先で死亡した場合（病気の療養過程から死亡まで医療の関りがなく）しかも自殺・事故死（異常死）・犯罪関連死以外の死亡例では警察による検死の対象となり、これを検案事例と言います。

特殊な例のように感じられるかもしれませんが、命に直接関係のない病気による不具合しかないので、眼科とか整形外科などの外来に通っているだけで、全身の疾患を診ていた「かかりつけ医」に相当する医者がいない方は大勢おられます。

横浜市では自宅における死亡の過半数が「医者にかからないで死んだ」検案事例の患者だとも言われています。

（増崎孝弘他「死亡場所が自宅である死亡者における、本当の意味での「自宅看取り」件数と、自宅「異状死」の件数、その内訳と実態　横浜市の死亡診断書全件分析を通じて～第17回日本在宅医学会盛岡大会 2015年4月25日）

2）救急車の要請と救急病院への搬送に関する知識

緊急で往診してくれる医者の確保が難しいとなると、救急車を呼ぶしかありません。この場合もいくつかの問題点があります。

（1）延命治療辞退希望がある場合（「尊厳死」と混同されている傾向もあるようです）

患者さん本人が延命処置や心肺蘇生術（人工呼吸や心臓マッサー

ジなどの救命処置）に関して、普段どのような言動があろうと、119番への連絡自体が、救命依頼イコール「万全の治療を行って命を助けてください」の意思表示だと考えられています。したがって、原則として救急車の出動を依頼してから、「尊厳死を望んでいますので、心臓マッサージはしないでください」などと言い出すのはルール違反ですし、家族の意見が受け入れられないこともしばしばあるようです。

その結果として、病院に搬送され、救急隊員から救命を志す医療スタッフに引き継がれ、迅速かつ真剣に医療処置が行われます。特に夜間は研修トレーニングを含めて、熱意溢れる研修生などが対応することが多く、しっかりとした指導教官がいて、しかるべき時に医学的判断とご家族の了承により救命処置終了を決定し、打ち切られると御臨終になります。

しかし、一方で付き添ってきた家族は、おろおろするばかりで、医療者にいろいろと大事なことを尋ねられても何一つ意思表示や決断ができなったために、数時間もの間、救命のための治療と処置が濃厚に行われ、結局は死亡したのに高額な支払いになった例もあれば、蘇生に成功して心臓は動きだしたもの、自発呼吸も意識も回復しないで、人工呼吸器付きでICUに入れられ、延命治療に移行した例もあると聞いております。

作家の保阪正康氏は「看取りの患者の最期の治療・処置は医療収入を上げるのに好都合なので、一部の悪徳病院では『何とかの丸儲け』に模して『仏様治療』と称して歓迎されている場合がある」とも述べています。

しかしながら、確実に言えるのは、救急隊員や夜間救急車が入るような病院で働く医療者は、若き日の私がそうであったように、経済的なことなど考えずにひたすら命を助けたい一心で働いているということです。

（2）救急隊員と齟齬が生じる延命治療に関すること

この領域では、DNR・DNARなど紛らわしい言葉が出てきますので言葉の整理です。DNR（Do Not Resuscitate）は心肺蘇生（心臓が動き出し、呼吸が戻る）で救命される可能性が高いのに行わない、一方DNAR（Do Not Attempt Resuscitation）は心肺蘇生の可能性はもともと低いので心肺蘇生を延命治療の一つと考えて試みないという意味ですから、終末期の場合はすべてDNARです。たったアルファベット一文字の「A」ですが大きな違いがあります。

2019年、総務省消防庁の検討部会は、救急隊が出動要請を受けた現場で心肺停止状態となった傷病者に蘇生処置をしようとした際、家族などから「本人は望んでいない」と告げられる「蘇生拒否」への対応に対して、「現段階での統一指針は困難」として見送りました。人工呼吸や心臓マッサージといった蘇生処置の拒否は、延命措置を望まないと周囲に伝えていた終末期の患者や高齢者が心肺停止となったときに、本人の意思を知らなかったり、動転した家族や関係者が119番通報してしまい、到着した救急隊に蘇生中止を要望するケースがその代表例となります。2017年の消防庁の調査では全国の728の消防本部のうち、半数を超える403で、出動件数では643万件中2,300件でDNRを理由に救命処置や搬送の拒否を経験しています。

富山県立山町のように、拒否の意向でも蘇生を行うとする地域もあれば、仙台市のように、条件付きで中止を容認するなど独自の対応を決めている地域もあります。しかし、これに対して、生死に関わる対応が地域によって異なるのはおかしいと、救急現場ではルールの統一の重要性を指摘する声も強く、関係省庁の連携が求められているのが現状です。

そこで、私の個人的な意見ではありますが、多くの学会や厚労省などから発表されたガイドラインなどを参考に、2021年現在の考えをまとめると、「明確にDNAR（蘇生希望なし）の意思があり、家族などとも十分に話し合って納得している場合には、危篤・緊急時に救急車の要請をしないのが望ましい」となるのではないでしょうか。

家族が慌てて要請した場合の救急隊員の対応法としては、心肺停止を確認したらとりあえず救命処置を開始する。家族などに、医者・患者が記入したDNARの意思が書面で確認されれば、救命処置を中止してもとがめられることはない、と考えられます。ただし口頭だけでは不充分（無効）と考えてください。必ず自筆による書類（事前指示書）にしておく必要があります。

救急依頼を受けたからには、救急隊員としては本人の救命希望の有無に関わらず、通報時点で救命依頼の意志があるものとして、救命のため最善を尽くすのが責務だと教育されているし、考えているはずです。

§ 身内が居るところで死ぬとは限らない

危篤／緊急事態は何処で起こるか分かりません。

外出先や自宅でも、身内や知り合いが居ない時や場所で、１人で倒れていたら、親切な日本人は必ず119番に通報してくれるでしょう。そうなると救急車が駆けつけ、病院に運ばれて、救命救急処置（蘇生処置）が行われるはずです。呼ばれて家族が到着したら、いわゆる延命治療が開始されていたということだってあり得ます。

ある調査結果で、60歳以上の方の60％以上は自分の死に方は自分で決めたいと想っています。しかし、それをきちんと書類にしている人は５％未満だそうです。その結果、危篤や緊急事態の状況下では、本人が何を考えていたのか解らず、家族はおろおろするばかりというのが実情です。

東京家政大学名誉教授の樋口恵子さんは、名刺の余白に「回復不可能、意識不明の場合、苦痛除去以外の延命治療は辞退いたします」と記載し、日付・署名・捺印をして後期高齢者医療保険証と一緒に携帯しているそうです。その理由は「日本人には『私１人の命ではないから家族に任せる』という人は多いけれど、私は命を誰かに預けるのは嫌。死について自分で決めるのは怖いけれど、任された家族が気の毒です。自分の死を誰かに委ねる『お任せデス（death=死)』ではなくて『自分のデス』(私はこういう駄洒落は大好きです)」と考えているからだそうです。

実は、私も同じように記載した名刺を財布に入れて持ち歩いています。

日本は国民皆保険制度の中で行われる医療ですから、医療機関は必ず保険証を探します。医者や看護師が医療処置に忙しくしていても、事務方は「医療費未徴収」を懸念して探しますので、早期にしかも必ず発見されるはずです。

この程度のものでも認める医者は認めてくれますし、どんな立派な事前指示書でも、認めない医者は認めてくれませんが・・・。

アメリカでは、もっと確実な方法でDNRの意思表示をする人さえいるそうです。それは入れ墨（タトゥ）です。あちらは医療制度が日本とは異なり医療費は高額ですから、うかつに患者になれません。ですから、臨死状態での治療拒否の意思表示も半端じゃないんですね。

第Ⅱ章-2-2　GNPで極楽往生(「コロリ」への対策)

§社会で支える「老い」の問題

この様なことを考え合わせると、病気でも、高齢でもGNP（元気でにっこり、ポックリ）を成就させるには、その時が来たから医者や救急車を要請したのに、患者・家族が自分たちの想いや願いで、延命治療は嫌だと言うだけでは通用しないと考えるべきです。

「かかりつけ医」の問題一つ取り上げても、繰り返しになりますが、夜間は居ないビル開業の医者も大勢いらっしゃいますし、直接命には関係しない診療科の医院にしか通院していない元気な人もおられます。

そこで、自分や家族と地域社会の連携と同時に、消防署や医師会、行政間の連携も重要です。少子・超高齢・多死・独居社会では、さらに医療行為の代諾行為を含めた援助者・助っ人も不可欠になるでしょう。社会全体の死に対する関わり方の仕組みの問題だといえます。

ここで再び、例の「老」の象形文字の話を持ち出します。(P20図1参照）腕の先に在るのは杖、そして子どもに変わったといいました。それでは、現在の「老」に使用されている片仮名の「ヒ」のような文字は何だと思いますか？

訓読みでは「さじ」ですが、この文字には「並ぶ」「親しむ」という意味があります。関心のある方は漢和辞典で調べてください。ややこじつけですが、杖なしで何時までも働ける腕が残り、曲がった腰と子どもの代わりに、並んだ人たち（社会・地域の人々）に親しみ、支えられるのが「老」という字の最終の形でした。

かなり強引な結論ですが、皆さんガッテンしてくれたでしょうか？

§京都市の試み

京都市は、市の事業として、2017年４月から事前指示書（自分の最後の医療の在り方に対する希望を記載した書類）と関連リーフレットを３万部配布しました。

それに対して、事前指示の押し付けは、差別や弱者切り捨てにつながる、本音は医療費削減や家族の負担軽減で、「行政の一方的な延命中止の流れ作り」だと抗議文が市役所に殺到したそうです。

しかし、京都市は撤回する予定はないと強気の姿勢で、むしろ新たな動きをもたらす起爆剤となりつつあります。

京都市が作成した終末期医療に関する事前指示書は、１は基本項目、２は終末期なったときの延命治療などに関する希望、３が代理人に関する事柄の３項目仕立てで構成され、各項目は四角内に「レ点」を付けて選ぶようになっています。

１番目の基本事項は、痛みなどの緩和医療への希望の有無と、終末期を迎える場所の希望です。２番目の終末期になった時の希望では、⑴心臓マッサージなどの心肺蘇生　⑵延命のための人工呼吸　⑶抗生物質の強力な使用（点滴での投与など）　⑷胃瘻による栄

養補給　(5)鼻チューブ(鼻孔から胃の中に通した管)による栄養補給　(6)点滴による水分の補給　(7)それ以外の希望　についてそれぞれを「希望する」「希望しない」「その他」の３択でレ点でチェックするようになっています。

随分細かいように見えますが、最低でもこれくらいは必要です。

延命治療というと、心臓マッサージと人工呼吸器の装着しか考えていない方が多いため、誤嚥性肺炎を繰り返す時の注射や、点滴による抗生物質の投与、終末期の水分や栄養補給の点滴などの医療行為で家族と医療者の意見が食い違うのは日常茶飯事だからです。

※**人工呼吸器のイメージチェンジ**：新型コロナウイルスによって、これまで「延命治療の象徴」でもあった人工呼吸器は、「救命治療のスター的存在」へと変わりました。

§ 横須賀市役所の場合

横須賀市は2015年に、生活保護に頼らない貧困者の葬送事業としてES（エンディングプラン・サポート；Ending-plan Support）事業を始めましたが、実施してみると想像以上の必要性の高さから、ES事業を2016年に終活情報登録伝達事業（通称；私の終活登録）に改めて、緊急連絡先、支援事業所や所属サークル、かかりつけ医・アレルギーの有無、リビングウィルの保管場所、エンディングノートの保管場所、臓器提供に関する意思表示、葬儀・遺品整理・

生前の契約・登録先、遺言書と保管場所の回答者の指定、お墓の所在地、その他など11項目を登録する制度を発足させました。

その他に同じ様な事業や試みとして、千葉県柏市「柏プロジェクト」東京都新宿区戸山地区「自立支援センターふるさとの会」、熊本県熊本市の「熊本モデル」、群馬県上野村の「憩いの里」などがあります（佐藤幹夫著『ルポ高齢者のケアー都市の戦略、地方の再生』 ちくま新書2014年）。

私が住む仙台市でも2018年から仙台市医師会と仙台市の共催で「終末期医療を考える講演会」が開かれるようになりました。

※2019年9月14日の第2回目では、看取り方と看取られ方〜看取る人の納得と逝く人の覚悟〜をテーマで基調講演を務めさせていただきました。

§アメリカのシステム（事前指示書からPOLST（ポルスト）へ）

アメリカには事前指示書（Advance Directive）より強制力がある「生命維持治療に関する医師指示書（POLST = Physician Orders for Life-Sustaining Treatment）」というシステムがあります。

事前指示書は成人ならば誰でも記入することができますが、POLSTに記載できるのは、終末期の患者や高齢者に限定されます。さらに、事前指示書では、すでに始められてしまった医療処置の停止は困難なので、救急現場では役に立たないということでPOLSTが登場したといわれています。

その目的は「患者の希望に沿うよう治療の内容を事前に決めておき、その実現を担保する」ことにあります。医者は、患者と何度も面談を重ねながら、この用紙を完成させて、その内容をファックスやSNSなどにより、24時間365日、救急隊や医療関係者からの内容確認に応じられる登録システムに保管しておきます。

独居でも、自宅以外の場所で斃れても、POLSTの登録内容が確認されれば、救急搬送や救命処置の差し控えはもちろん、既に開始された延命処置を中止することもできます。

1995年から終活する多くの高齢者が記載して、自宅の冷蔵庫など目立つところに貼っているそうです。今やオレゴン州の死亡者のうち、3分の1はこの書類を所持しています。それは、殆どの病院や介護施設で、この書類への記入が要求されるからです。

「やはりアメリカは凄い、日本のお上は何をしているんだ」と言う声が聞こえそうです。いいえ日本の官僚は凄腕ですし、将来の展望もしっかりと持っています。これを押し止めたのは、一般市民の声です。

2008年、国は後期高齢者終末期相談支援料を設定しました。75歳以上の後期高齢者の患者・家族・医者が終末期の治療方針を話合い、その内容を書面にすると診療報酬が払われる日本版POLSTを発足させようというものです。

しかし、「高齢者は早く死ねと言うのか」「本人が希望しない終末期の意思決定を迫られる」など、マスコミやいわゆる世論が猛反対をしてたった3か月で（2008年7月）凍結されました。

この手の話は深刻にとらえる人には辛い話になります。ちなみに家内の母親に、事前指示書について話をしたら、話の後に家内の弟に電話を掛けて「誠さんに死ねと言われた」と、涙ながらに訴えたそうです。それでなくとも死にまつわる話は高齢者にとっては辛いことなので、細心の注意と十分な配慮がないと私のように、相手を悲しませるだけでなくただ恨まれるような結果になりかねません。

§ACP（Advance Care Planning：通称：人生会議）

最近、またこの問題が表紙を変えて登場してきました。

終末期にどのような医療やケアを受けるか、事前に家族や医者と話し合い相談（ACP=Advance Care Planning 日本語名では「人生会議」と言います）を啓発する厚労省のポスターが問題になりました。

お笑い芸人の小籔千豊さんがモデルになって、病院のベッドに横たわる患者を演じ、「大事なこと何にも伝えてなかったわ」と、元気なうちに家族と十分に話し合っていなかったため、自分の気持ちが正しく伝わらなかったとして「人生会議」の必要性を呼びかけました。

しかし、がん患者の団体などから不真面目だとして抗議され、厚労省は配布を断念したそうです。

事の是非を述べるのは差し控えますが、この手の話になると、どうもお役所と庶民感覚との間には大きな溝（ギャップ）があるようです。

この溝は、近年の日本人に蔓延している、死に関する話を忌み嫌う風潮も要因の一つだと考えています。まずはこの風潮を多少なりとも薄めたいと思い、私のボランティア活動としてこのような講義をあちこちでさせていただいております。

§ 地域全体で看取り

高齢化、過疎化が進む新潟県佐渡市では、死亡確認（死体検案）のため病院の医者が往診で病院を離れるので、外来診療などに支障が出ているといいます。また、最近は救急車で病院に救急搬送される心肺停止状態の高齢者が増えて、救急隊員が蘇生術を行うかどうかためらう場合も多くなったそうです。冷たくなったご遺体（正確にはまだ「ご遺体」ではありませんが）は警察管轄ですが、一般家庭ではパトカーの来訪には嫌悪感が強く、救急車が呼ばれます。

そこで、警察は目立たない大きめの乗用車で、心肺停止状態にある患者さん宅に来訪して病院まで搬送し、病院で死体検案をして死亡診断書や死体検案書を作成するようにしたそうです。

病院に搬送された死体検案は単なる割込みですから、待合室の患者さんを待たせる時間も少ないので、皆さんも明日は我が身のことと納得してくれると思います。先程地域の協力があれば、かかりつけ医による死亡確認は可能と申し上げたのは、このような試みを知っていたからです。

過疎化の進む地方での、在宅看取りの在り方の一つの仕組み（過疎を少しでも適疎に変える試み）として、考える価値のある方法だと思います。

今後自宅での死亡は増える一方でしょう。

それは、1.独居者の増加（日中独居も加えるとかなりの人数になるはず）。2.危篤時に往診してくれる医者が、ビル開業などで減少している。3.救急車の適正利用の推進のためにも死者やDNARの明確な患者さんの搬送は押さえたい。4.居酒屋談義のレベルでもDNARの希望者は増加している などから、推察できます。今後何らかの対応が必要だと考えます。

西洋の諺に「医者と弁護士と牧師の友人は大切にせよ」というのがあります。しかし、自分自身が高齢になってみると、いくら医者を生業にしていても少々大切にされたくらいで、看取りのボランティアまでするのは遠慮させていただきたいと考えるようになりました。

第Ⅱ章－3　他人の世話にならず

最初に申し上げた「臨終に至るまで他人の世話にならず、長寿で過ごし、病まず、寝付かず、極楽往生したい」の言葉の中で、お預けにしてきた個人的レベルの問題、それは「他人の世話にならず」でした。

皆さんは、誰かの「お世話」になってきたからこそ生きて居られるのです。生き物として人間とは、他人の世話にならずには生きられない生物種なのです。仔牛は産み落とされた直後に立ち上がります。人の子は泣くこと以外何もできません。それは、大脳が発達した人間の子どもを産み落とすには、産道が狭すぎるためという説もあります。

そこで新生児の頭蓋骨には、骨と骨の隙間に蛇腹のような線維性部分があり、産道を通過する時には、各骨片を重ね合わせて頭蓋を縮小化して産まれてきます。

それでも生き物として生きていくためには、まだ脳を含めて体のすべての器官・臓器が未発達なので、少なくとも6年位は衣食住全てに誰かのお世話を受けなければ生きられません。

皆さんが、ここにこうして存在すること自体、どなたかにお世話を受けた結果の証明なのです。だからこそ、江戸時代から「お世話」という言葉が使われたのだと思います。

§「世話にならず」から「迷惑を掛けたくない」に変化

しかし、最近、異変がみられます。

最初に第一生命経済研究所のレポートを提示して、急死希望型と緩徐死希望型の双方の理由が 同じく「家族に迷惑を掛けたくない」だとお話しましたが、以前は「世話にならず」と希望していたのが、「迷惑を掛けたくない」に変わりました。しかも迷惑は安楽死の条件や「自裁死」と名付けた自殺の動機にもなりました。

脚本家の橋田壽賀子氏（2021年4月4日逝去）は『文藝春秋2016年12月号』に「いつの間にか認知症になり人様に迷惑を掛ける前に死なせて！」と寄稿されました。

評論家の西部邁氏の自裁死の理由は、「病院での不本意な延命処置や施設での介護などで人に迷惑をかけたくない」だったそうです。橋田氏が安楽死の依頼先と選んだスイスのDIGNITASやLifecircleなどの組織では、「人様に迷惑を掛けたくない」という願望は安楽死に値する苦痛ではないという見解もあるので、「迷惑」に関しては日本人独特の悩みということにもなります。

島根大学の宗教学の諸岡了介准教授によりますと、「迷惑」と同じような言葉として、世話、面倒、手数、手間、厄介などがありますが、否定的意味が最も弱いのは「世話」、逆に強いのは「迷惑」、その中間が「面倒・厄介」だそうです。

確かに、お世話をする、面倒を見るには、能動詞としての使用法もありますし、どこかに家族的な温かみも感じられます。しかし、迷惑となると近所迷惑、迷惑条例、そして謝罪会見や訴訟など嫌な思いにしかつながりません。

少なくとも、人間誰しも通る高齢者問題にはふさわしい言葉だとは思われません。なぜ否定的意味が強い「迷惑」が、終活において最も大きな役割を果たす因子になったのでしょうか。

介護が長引くことによる高齢者の引け目としての「ポックリ願望」は18世紀の文献にはすでにみられる（松崎憲三『ポックリ信仰＝長寿と安楽往生祈願』慶友社2007）そうですから、看病や介護負担あるいはそれらの長期化のみで「迷惑」の台頭を説明するのは難しいと思われます。

高齢者問題の分野に「迷惑」が主役を張るようになったのは、ケアという言葉が一般化してきた1970年代だそうです。

確かに、ケアとか介護というのは庶民には非日常的な専門用語です。しかも、ケア 提供者からの一方的発信が多く、ケアを受ける人、介護される人は、その対象として被介護者、要介護者と呼ばれ区別（差別？）されます。ケアラーというケアをする側を表現する言葉があっても、ケアされる側を意味するケアレシーバーの様な言葉はありません。その結果、迷惑を掛ける存在としての意識が強められていったと諸岡先生は考察されています。

また、「社会の目は介護する側の『負担』に向かいがち、介護される側の『尊厳』にまではなお、十分な配慮が届いていないように見える」と指摘する意見があります。皮肉なことに介護の充実が、「迷惑」の誘引の一つになってしまったとも考えられます。

《ノート》

脳梗塞で倒れ、日常生活のほとんどに介護が必要となり老人保健施設に入所している父親をもつ女性の話です。

「倒れる前の父親は人一倍周りに配慮をする人であったのに、施設では感謝の気持ちどころか対応が遅いとか、やり方が悪いと不満ばかり言っているようで申し訳なく想っています。

しかし、施設内の一部の職員の方の『してあげている』という態度に、なんともやりきれない気分になることもあります。それは入所した日に施設のシステムについて説明を受けた際の職員の、『歯は毎食後に磨いてあげます』『トイレには連れて行ってあげます』と『何々してあげます』の連発が原因ではと思うのです。

父親が施しを受けるほど弱く、哀れな人間として扱われている気がして悲しくなってしまいます。もちろんお金を払っているのだから当たり前だとは思いません。しかし『介護』という『施し』を受けているのでもないと思うのです」

もし、現在巷で用いられている「迷惑」は、感覚的・情緒的な要因が強く、しかも一般化してからの歴史が浅いのであれば、それは取りも直さず庶民の考え方次第で修正も可能なはずだということになります。

第Ⅲ章　看取り文化の再構築

§「古器の覚悟」

平均寿命が飛躍的に伸びて、超高齢社会を迎えたのに、昔どおり70歳を「古来稀な長生き」として古稀の祝を行うのはいかがなものでしょうか。

今や70歳は「古器の覚悟」を決める年齢です、TV番組の鑑定団に出しても、一文にもならない古い器になりました、と自らに言い聞かせる年齢だと考えます。

これまで申し上げてきましたように、人は家族であれ他人であれ人様のお世話にならず、産まれてくることも生きていくことも、亡くなっていくこともできません。

お世話になることが当たり前と居直ると、これはこれでまさに「迷惑」そのものです。逆に良心の呵責として自らを責めるほど恐縮すると、これもまた周りの人には違った意味で「迷惑」になるように思います。

ある調査によると、故人の想いとは異なり「もっとお世話をさせてもらいたかった」という遺族や「もっと頼ってほしかった」という友人・知人も多いそうです。また、霊長類の研究で名高い元京都大学総長の山極壽一先生は、(TVの対談の中だったと思いますが)「人間は迷惑を掛け合うことによって幸せを感じる生物」とも言っておられます。

せっかく何かの御縁で、家族・身内・友人・知人になって、お互い「訳アリ」「傷もの」同士、「持ちつ持たれつ」の関係でここまでやってこられたのですから、居直ることもなく、妙に自責の念にさいなまれるようなこともない、その中間でご容赦いただき「素直にお世話になります。よろしゅーお頼み申します」で良いのではないでしょうか。

それより、見も知らぬ方々への迷惑が問題です。そこには、「迷惑を掛けないよりは掛け上手」と行きましょう。救急隊の方々や医療・介護の方々に、自分の最終過程についての希望や意思を理解してもらえるように、文書としておくものが「事前指示書」です。

しかし、私は個人的には事前指示書という言葉が嫌いです。役所っぽいのと、上から目線だからです。「心積もり覚書」とか「終活登録書」などいろいろ考えましたが「申し送り書」というのはいかがでしょう。一般的には看護師間の「業務引き継ぎ書」の名称として使われますが、電話の「もし、もし」も「申す、申す」が語源と聞いていますから、前もってあちらに逝くのが近づいた時期の人から、「もしもし、ご迷惑をお掛けしないようにこれだけは申し上げておきますのでよろしくお願いします」という伝言を書面で見せていただけると、救急隊員の方や医療・介護の現場関係者は非常に助かると思います。

事前指示書とかACPなど、洒落た文句で言われていますが、その本質は「人様に迷惑を上手に掛けるにはどうしたら良いかを考えること」で、事前指示書もACPも、その具体的な手段・方法の一つに過ぎないと考えています。

そして、これらを根底からささえるのが、「恩送り」という考え方ではないでしょうか。

§「恩送り」の真髄

「恩送り」とは、親切にしてくれた当人やお世話になった人へ、直接ご恩返ししたくとも適切な方法がない場合に、恩を返す相手を限定しないで第三者(見も知らぬ方々)に恩を送ることを言います。

1970年3月1日に赤軍派と言われる極左思想のグループによって「よど号ハイジャック事件」が起こりました。

乗客の1人に2017年7月18日に亡くなられた聖路加病院名誉院長の日野原重明先生がおられました。命拾いをして、帰国後に御挨拶状をお出しになった時のエピソードです。

細かい点は違っているかもしれませんが、封筒に1枚の挨拶状を入れて、「お世話になった方々に御恩を直接お返しすることはできませんが、云々」と書いて出したつもりでいたそうですが、受け取った方々から奥様の添え状が素晴らしいと言われびっくりされたそうです。

奥様は2枚綴りにして、ご自分の文章として「お世話になった方々に御恩を直接お返しすることはできませんが、今後はこの御恩をあらゆる方々に送る生き方をすることで報いる所存でございます」と書かれたそうです。

乗客の救出のために努力された各方面の方々への奥様の感謝は、並々ならぬものがあったと思います。それを「恩送り」という言葉で表現されて御挨拶状にしたためられたことで、「あれ以後の自分の生き方は変わった」と日野原先生が話しておられました。

先生が子どもたちへ命の授業をするときに必ず「命とは、あなたが使える時間です。生きるということはあなたに与えられた命という時間を使うことです。そして自分のためにだけではなく、他の人たちのために使ってください。お世話になった人たちだけでなく、いろんな人たちのために使うことです」と伝えています。まさに奥様の言葉の復唱です。奥様の力は偉大です。

元気なうちに、命と言われる時間を「恩送り」に使用して、最後は要介護人間になって、他人のお世話になるようになっても「多少の御迷惑はご容赦ください」とお願いしても、自分の良心がとがめない程度に、居直りでもなく、卑屈にもならず、上手に「御迷惑をお掛け」して旅立ちたいものです。

《ノート》

元メジャーリーガーの「Ichiro（イチロー）」さんは、日本での引退試合の後のインタビューで、こんなことを語っておりました。

「人には迷惑を掛けたくない。本当は１人で生きられなきゃいけないんだろう。でも、結局は１人で生きられなくなる。誰かに助けて貰う、励まされる、支えてもらう、だから自分にできることを精一杯やる」

イチローさんのような超人的な人だから「迷惑を掛けたくない」という気持ちを、むしろ自分を鼓舞する糧にして自分のできることを精一杯やれるのでしょうし、日野原ご夫妻のような方だから「恩送り」に徹することができるのでしょうが、凡人の我々にはどちらも難しいことだと考えます。

一方、作家で環境保全活動家としても知られた故C・Wニコル氏は東松島市の復興大使として復興に携わりました。ある会議の中で「宮野森小学校を木造校舎として復興させ、森の学校とする計画を東松島市が本気で遂行するなら『私の残りの人生の半分を差し上げます』」と言われたそうです。

また、キリスト教では「十・一」（「じゅういち」あるいは「とういち」）献金という10%献金を奨励していますが、並みの人間には厳しすぎる条件です。

C・Wニコル氏の人生の半分（50%）も立派なクリスチャンの10%の献金も、「とても、とても」としり込みしそうになりますが、ある人はこんな提案もされています。「あなたの人生の1%を他の人たちのために使ってみませんか?」と。残された自分の人生の1%だけ「恩送り」に使うというのなら、私たちにも心掛け次第で、できそうな気がします。

§居酒屋談義も〆のお茶漬け

私は酔っぱらうと（当然のことながら本人の記憶は定かでないのですが)、泣き上戸になるか、ゴタクを並べる説教上戸になるらしいので、皆様に御迷惑をお掛けする前にそろそろ締めのお茶漬けにさせていただきます。

「看取り文化の再構築」にはいくつかの条件があるように思います。何より大事なことは、「老化」とか「死」の話をタブー化しない事です。そうは言っても、ある種の心得のようなものがあります。

その一つが生老病死に関する科学的に正しい知識です。そして、それと同じくらい大切なのは、日本人のごく普通の庶民が持つ「信仰」とは異なる「信心」への共感と理解ではないでしょうか。

日本人は、近代科学技術の結集とも言える自動車の購入時に、その性能については科学的なデータを納得するまで詳細に調べる一方で、同時に神社やお寺の交通安全のお守りをぶら下げる不思議な民族なのです。

科学的知識に関しては真面目さと正確さが必要ですが、信心のような情緒的な面では嫌みや「おふざけ」にならない程度の「茶化し」・「道化（仙台弁の「おだづもっこ」）」が必要だと思います。

欧米では、昔からユーモアの重要性が強調されており、淀川キリスト教病院の名誉院長の柏木哲夫先生は、排便・排尿と同じくらい笑いは大事だということで、排便・排尿・「排笑」と三つ並べて話をされます。

千葉県の千葉神社には呆け封じの御利益があるという石がありますし、京都市東山区にある金剛寺、通称八坂庚申（こうしん）堂では、タレコ封じの祈祷会が開かれます。タレコ（垂れ子）とは下（しも）が緩んでおむつが必要になることを言います。岡山の「嫁要らず観音」も、下の世話で嫁の世話になりたくないという切なる願掛け先です。

同じような発想で、巣鴨には幸福の力を持つと言われる赤いパンツを売るお店があり大繁盛しています。お客は圧倒的に女性なのでメインストリートは「ババアロード」とも言われるそうです。

それは女性の「羞恥心」のなせる業で、立ちションに拘る男のヤワな自尊心では理解不能だと思います。

さて、皆さんにも幸福の赤い力をお裾分けしたいと思い、お土産を用意しました。ここで先にお配りした袋を開けてください。その際、一気に破いて開けないで、少しずつ開けて覗き見るようにして中味を確かめてから、取り出してください。

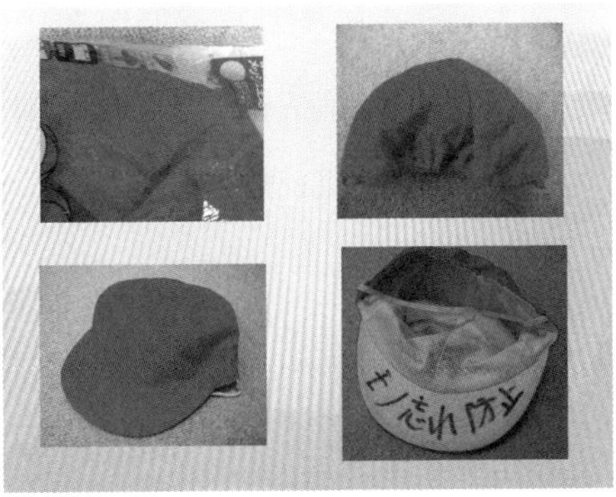

(図５)

覗いた時は、一瞬「赤いパンツ」と思った方も少なからずいらしたようで、「アラー」とか「まー」というため息とも歓声とも言い難い不思議な声が聞こえました。私の狙いどおりですが、お配りしたお裾分けは「赤い下着」ではなく、小学校の運動会などで用いる紅白の帽子です。しかも「物忘れ防止」の帽子です。「ボケ防止」あるいは「痴呆防止」と書いても良かったのですが、差別・蔑視につながりかねない言葉ですので白いつばに「モノ忘れ防止」と、願いを込めて私が１人で一つ一つの帽子に書きました。（図５）ご利益のほどは不明です。

赤には不思議な力があると信じられており、江戸末期に「天然痘」が流行した時、「赤絵」と言われる、赤色で描かれた武将やお城のお札を枕元の屏風や壁に貼っておくと早く治るとか、家族など他の人に伝染させないということで、お見舞いの品として持参したといわれています（対コロナ用の復活版赤絵も販売されているようです）。

庶民にとって赤は、昔から特別な色だったようです。そこで帽子の赤い方のツバには皆さまが本音で防止したいこと、あるいは願いごとを書いてくださるようにということで残しておきました。

どうしてもパンツが欲しいという方は、巣鴨よりは、2019 年 10 月 18 日の台風 19 号による大規模水害の復興支援も兼ねて宮城県丸森町に出かけてください。「いつも前向き、元気になれる勝負パンツ」をコンセプトにした赤色のパンツが売られています（ホームページは https://themoonandredpants.com/）。フリーサイズで商品名は「メント」と言います。前と後の区別がなく、股下の部分にラテン語で「memento mori（死を想う）」とプリントされており、さらに上下逆さまにすると『memento vivere（生を想う）」と読めるようになっています。1 枚 3,600 円（2021年 8月現在、特別価格 3,000 円）ですが、復興支援にもなりますので、是非ご購入ください。

初めにお約束したごとく、「老い」や「死」の話題を、暗く、重い話にしないで、しかも品も落とさぬように精一杯頑張った結果がこの帽子です。赤白帽子にメッセージを書くというのは、日本笑い学会秋田県人会会長の人星亭喜楽駄朗氏のアイディアを拝借しました。

この帽子を、肴にして「老化」・「病い」・「死」の問題を日本的なユーモア（道化）を交えて日常の話題として話し合い、「看取り文化の再構築」にご尽力くださるようにお願い申し上げます。

長時間にわたって、拙い話にお付き合いいただき、ありがとうございました。

2　意見・感想の拝聴と質疑応答
会場での質疑応答とアンケート用紙編

会場での質疑応答

東北の方々は遠慮深いのか、おしょすい（恥ずかしい）のかこの段階で質問や感想が出ることは殆どありません。そこで、いつも事前に「感想＆質問」のアンケート用紙を配布して、会場で書いていただいております。

書ききれなかった方は、後から主催者の方に郵便で送ってもらい、会場で記載された分と郵送の分をまとめて、後日当方に送っていただくようにしております。

配布したアンケート用紙による意見拝聴と質疑応答

アンケート用紙の質問とお願い

A）今日の「居酒屋談義」はいかがでしたか

B）「モノ忘れ防止の帽子」はいかがでしたか

感想と、良いアイディアがあったら教えてください

C）申し送り書（通称は事前指示書）に関してのご意見

D）ご質問があれば是非書いていただけるとありがたいです

最初に述べたように、講演会に聴衆として出席するということは、口演を聞き流すだけの受身としての参加ではなく、話し手である講師と聴き手である会場の皆さんとが時間や体験を共有することだと考えています。

そこで、アンケート用紙に記入された回答のうち、内容的には多少重複する場合であっても、「会場に居た他の方も自分と同じように感じたり、考えたんだ」あるいは、「そんな捉え方もあるんだ」と感じさせてくれるような回答は、可能な限り取り上げさせていただきました。

但し、「よかった」「ありがとうございました」「有用でした」など、挨拶やお愛想に近いような回答は省かせていただきました。

A）今日の「居酒屋談義」はいかがでしたか？

§ 重い話にならず「老いや死」を考えたり、学ぶことができた

▷ 雰囲気に関する事柄（「重い話にならず」の部分）

・本当に居酒屋で話を聞いているような感じで面白可笑しく聞いていましたが、深い言葉が多く、まだまだ理解できないことも多く、家に帰ってからもう一度じっくりと資料を見たいと思います。

・生死に関わることだと、もっとしんみりした内容かと思っていましたが、明るくてわかりやすい内容でした。様々な死に立ち会われただけあって、明るさの中にも重みがありました。

・今日の感じでよかったと思います。暗くならず、意図的な明るさもなく、ちょうどよかった。

・テーマからして体験談やシビアな内容かなと思いましたが、必ず訪れる「死」に、必ずしも暗さや辛さを感じられなくてよかったです。重ーい題材なのに肩がこらずに、一言一句漏らさずに聞けました。

・重く辛い内容になると思ってきたのですが、こんなウィットにとんだ話なら主人と２人で来ればよかったと思いました。67 歳の私たち夫婦ですが２人ともまだ仕事をしてまだ一度も死んでいません（講義中の「人は三度死ぬ」を受けて）。でも、もうすぐだと話していますが、具体的な進め方がよく分かりました。

・もっと深刻な内容かと思って参加しました。「メンタルな面での看取り」というか、より気持ちよく介護し、介護されるのは、現実的には難しく、最後まで悶々としている人が多いのでは。

・自分の認識とは異なった老後の話を聴かせていただきました。今後の自分の人生、家族の人生を考える良い機会になりました。

▷「老いや死」について考えたり、学んだその他内容に関して

▶総論的な事柄

・漠然とピンピンコロリをと願いつつ、今日の話を聴いて自身の最期を考える機会になりました。最期を話せる人材を確保することが大事だと思いました。

・夫は急死、祖母は100歳を超えて老衰死。一人暮らしになった今、自分のこれからを考えざるを得なくなりました。

・同世代として自分の一度目の死（「人は三度死ぬ」を受けて）を目前にいろいろと考えるヒントになりました。

・「死」「命」を身近に考えるきっかけになりました。特に看取られ方の話は自分も考えさせられました。

・今は元気で過ごしているが、必ず通過しなければならない話をユーモアを交えて教えていただき、改めて今からしっかり自覚して生きていかなければならないと教えていただきました。

・「死に方」とは「生き方」だなと思いました。日常生活の中での視点が良かったと思います

・死について自由に自然に話ができるのはまだまだです。親を看取る年代になり、その間をどうするか考えることが多くなりました。自宅でも看取りは難しい。

・何でも話せる居場所があるということ、それがアルコールを飲みながら、人生やましてや「自分の老いや死」についてまで語れる、死生観も含めて話せる居酒屋が欲しい。

・居酒屋の方々の考え方とは、一般市民の意見。だとすると、人は必ず訪れる死を自分のこととして考えていない、考えるのを避けているのか、自らを含めて大いに反省した。

▶各論的な事柄

▷知識の習得

・死亡診断書と死体検案書の違いが分かりました。私自身、どこが悪いわけでもないので通院していません。自分が亡くなった場合には検案事例になる可能性もあると聞いて主治医を決めようと思いました。

・自宅での家族の状態に対応して、警察、救急車などの選択の重要性を今まで考えたことがなかったので、一つの知識として勉強になりました。我が家も高齢者が多く、今後看取りが増えると思うので、これからも知識を深めて、上手に対応していきたい。

・DNAR、DNR、救急車を呼ぶということなどの意味が良く解りました。家に帰ってもう一度きちんと学び直します。一人暮らしなので今後の事、申し送り書等もろもろについてきちんと整理して一日一日を生きていきたいと思います。

・酩酊状態は、ある意味で年を取って当たり前にできることができなくなっている状態、たしかにそうだなと思いました。当たり前とは何だろうと思いますが、命の重さを守る覚悟を考えました。

▷家族のこと

・家族との話し合い大事です。普段から良好な関係を保ちたいと思いました。

・話し合いが必要、今の内に身内と話をするべきだと思う。（死について話すことは）恥じゃない。

・家に帰ったら、家族とともに、今日聞いた話をしたいと思いました。

・今日の話を、男性目線で自分の父と話すきっかけにしたいと思います。

・間もなく70歳になる母にも聞いてもらいたいと思いました。お互いに嫌な思いをせずに、母の思いを聞けたらと思います。男性の立場からとは言え、現実な感じが驚きでした。

・妻を大事にすべきだと考えた。

・大変勉強になりました。私も誰の世話にもならないと声に出して言ってきましたが、今日からは心を入れ替えて、仲良く生活していきたいと思います。

・とても楽しく自分のこととして聞かせていただきました。そして、お話を聞き終わって夫と仲良く過ごしていきたいと思いました。

・がんと向き合いながら、脳出血の父と介護する母を見るにつけ、父と母そして自分の最期は？と考えることもしばしばです。健康寿命を全うしたいです。

・30代ですので、自分のことというより両親、祖父のことを考えて聞きました。

・重いはずのテーマがとても気軽に聞くことができました。高齢になる両親のことを何度も思い浮かべ、また自分の老後を想像しながら聞くことができました。少しずつ両親と死の際について話ができるようになった年齢の今、とてもためになりました。

・91歳になる母が訪問診療と訪問看護を受けています。今日の話を聴いて気持ちが楽になり、また明日から安心して看病できます。

・自分の父を肝がんで亡くしていますが、今日の話を聴きもっと何かできたのではないかと改めて振り返りました。やり直すことはできませんが、経験や講演を業務に生かしていきたいと思います。

▷地域社会とのこと

・老後、地域に出ていくことは素晴らしい。老いてからますます他の人とのコミュニケーションは大切ですね。

・地域になじみ、自分の居場所を見つけ、少しでも役に立つと実感できることで、地域とのつながりや世代の違う人との関わりが、生きがいとなったり助けになるような老後にしたいと思いました。

・お互いに支え合って生活していく地域の関係性が見えました。お互いに補い、補われていく関係性を各々が理解することが大切なのだ、すごいなーと感じました。

・月１回、平均年齢80歳の会員20名で酒を飲みながら学習会をしています。

▷迷惑について

・「迷惑」という言葉をもう一度考え直してみます。よく考えもせず「迷惑を掛けられない」それだけで凝り固まっていたように思います。

▷コロナ禍ならではの感想

・コロナ禍で病院では面会できないという不満をあちこちでお聞きします。在宅看取りをテーマにした今回の講演はグッドタイミングでした。

▷「恩送り」に対する感想

・「恩送り」素敵な言葉です。私も恩送りを始めたいと思います。

・「恩送り」の話が心に残りました。仕事と子育てに追われ「自分は何のために生きているのだろう？」と思った時、この言葉を思い出したいと思います。子どもたちにも命のお話を伝えていけるといいなと思いました。
・引き込まれる話でした。「命＝時間」、自分のためではなく有効に使おうと思いました。

▶ **医療・介護福祉関係者と思われる方の感想**

・わが身に置き換えて考えてみることができるし、今後の自分自身や身内、仕事などでも話をしてあげられるような話も在って参考にさせていただきたいと思いました。
・看護師ですが、死体検案のあたりは学生の時に習っただけだったので、改めて勉強することができて良かったと思います。急変対応は、ご家族にしてもそう何度もあることではなく、不慣れなことが殆どだと思うので、こういう機会があることはとてもよいと感じました。
・医療職なのに、「死」については自分の中で分かっているようでわからないことが沢山あることを知らされた。

B)「モノ忘れ防止の帽子」はいかがでしたか　感想と、良いアイディアがあったら教えてください

§「看取り」や「老死」の話のきっかけにする

▶家族との話し合いに

・死の話は「縁起でもない」という人には無理かと思いますが、楽しく家族で自分から話題を振っていきたいと思います。帽子を使って話してみます。

・これをきっかけにして、生き方、死に方について、家族と少しずつ話せればいいと思いました。

・死に関する話をするきっかけになるという帽子をいただき、家族にも話をしたいと思いました。

・これなら、茶の間でザックバランに死の話を話題にできる気がします。

・家に帰ったら家族に話をするときに使用します。上手く伝えられると良いのですが。

・父に被らせます。その時に顔色を見て「今日の内容」を少し話してみます。微妙な問題ですので、様子を見ながら、小出しに行きます。

・帽子と防止。面白いです。両親に贈り、話のタネにします。

・祖母に渡しながら、今日のお話を伝えます。

▷仲間や地域の人との話し合いに

・飲み会で（この帽子を）出して、みんなで意見交換してみたい。

・面白いです。「死」について話し合う良いきっかけになりそうです。

・思わずクスリとしました。私は「老い」については「頑張った分だけ体に来たんだね」と話すようにしています。この帽子を大いに活用させていただきます。

・不愉快な話題でも、このような小道具があれば高齢者の方とも気軽にお話しできるような気がします。

・今日のお話はとても面白かったので、話し合いに出したいと思うのですが、配布資料だけよりは「笑い」がとれそうです。帽子を利用させていただきます。

・「死や老い」の話などをさりげなくするきっかけになってくれそうです。

§ お土産をありがとうございました

・びっくりしました。いろいろ考えながら使用したいと思います。いただいてうれしかったです。

・母にあげます。笑ってくれると思います。

・使わせていただきます（実母が 88 歳で独居で暮らしています）。

・こんなテーマなのに「笑い」があって素敵です。大切にします。

・見ただけでかわいらしく、元気が貰えそうです。

・驚きましたが、良いアイディアではないでしょうか。主人がどんな反応をするか楽しみです。
・面白いと思います。飾っておくとご利益がありそう。でも一人ひとり手書きとのことですので、使用法をこれから考えてお気持ちを生かしていきたいと思います。
・赤い「つば」の方に書く言葉を吟味します。しばらく余韻が続きそうで素晴らしいお土産です。
・私の母（79歳）が今、アルツハイマー型認知症になり介護しております。母にぜひあげたいと思いました。「お守りとして大事にしてね」と話したいと思います。
・祖母（95歳）が、忘れっぽくなってきたので、祖母に渡して忘れもの防止に役立てていきたいです。お年寄りに渡したりするのであれば赤いタオルに「モノ忘れ防止」として刺繍したら使ってくれるかもしれません。
・赤いパンツよりは気軽に身に着けられます。
・何かの時に私も利用したいと思います。Good idea ！
・赤が全面に見えるように包み直して、「赤いパンツだ」と思わせておいて、赤白帽子は面白かったです。
・意外性がいいですね。活用させていただきます。
・パンツかと思いましたが、帽子でほっとしました。もしパンツだったら祖母（90歳）にあげようと思いました。もちろんこの帽子も見せますよ。

・赤いパンツだと思ったので笑いが止まらず、次の話に切り替えられませんでした。1枚ずつ書いていただいた「防止の帽子」大切にします。

§その他

・ユーモアと先生の努力に脱帽です（帽子だけに）。

・日本人にはユーモアがないといわれましたが、先生にも会場の皆さんにもユーモアのセンスが溢れていましたよ。

・インパクトがありました。物忘れ防止の帽子。とても良いアイディアだと思います。

・指示があるまで「絶対に開けないでください」といわれたので、何か重要な書類でも入っているのかと思いきや帽子が入っていてビックリ。

・先月初めて巣鴨に友人と行き、赤いパンツの意味を友人と話ながら購入し、他にもボケない10か条などの手拭いなど数点購入してきたところでした。今日のお話を聞いてなるほどと思いました。とてもユーモアあふれるアイディアでした。

・あの帽子をみて、驚かされるだけでなく、会場のみんなで被って笑顔になりたかったです。次回の講演の時にはぜひ取り入れてください。

・赤には、疫病に効くとか伝染病のお見舞い品になる色などの意味があるとは知りませんでした。ただ紅白はおめでたいとしか思っていませんでした。

C）申し送り書（通称は事前指示書）」に関するご意見

§「親の申し送り書（事前指示書）について」考える

・家族で相談して、母（98 歳）の事前指示書を作成してみたいと思います。

・祖父に話すのはやっぱり気が引けます。申し送り書を早い段階（70 歳ころ）に書いてもらい、常に更新していくというのもいいかも。「死が近い人に決めろ」というのは、やっぱり難しいと思います。

・80 代後半の両親と最期のことを楽しく話し合っているけれど、いざ「申し送り書」となると難しい。

・86 歳の義父は申し送りがなく、家族は悩みました。それもあって元気なうちに本人の気持ちを聞いておきたいと思い、76 歳の義母に聞くと怒り出し「そんなこと考えられない」と言われました。これから折に触れて少しずつ、根気よく話し合う必要があると感じました。

§ 自分の申し送り書（事前指示書）について考える

・日頃家族と話し合っている私ですが、申し送り書は書いておこうと思います。

・大賛成です。必要だと思います。若い人でも終末期に入った時に残された家族に伝えておきたいことがあると思います。
・家族とよく話し合って作成したいです。
・自分でどのように書くべきか考えています。考えるだけでさっぱり先に進みません。書類として決まった形式があると真実味があるので、ありがたいのですが。
・いつか私も文書にしたいと思っていましたが、「申し送り書」この言葉いいですね。
・自分なりに作成してみたいと思います。なんでも書いて残したい。
・先生のお話を参考にしながらこれから準備します。ぜひ作成したいと思います。
・生きるのが大変と思っていたのに、死ぬのも難しいなんて・・・・。人間はなんだか大変だあ。なんだか疲れてしまう。虫のように生きて、虫のように死ぬのがいいなと思いました。姥捨山ができてくれれば安心なのにと思いました（筆跡から推察すると若い方のようです）。
・なるほどと思いました。自分も60歳を過ぎ、あとどのくらい生きるのか、などと考えるようになり、今日の話は参考になりました。「いざ」その時の周りの家族が迷わぬように、書面に残しておきたいです。
・自分が使える時間の中で、人生最後の時間の使い方も自分で考えて意思を示す必要があるのだと改めて思いました。

・一人暮らしです。病気に限らずいつ人生最期を迎えるかわからないので、「申し送り書」は保険証と一緒に持ち歩く、冷蔵庫に貼っておく、など誰にでもわかるようにして置かなくてはと思います。

・自分自身の「死」についてしっかりと家族と医師、関係する方と話し合いの場を作って考えることが出来て、自分の意志表示が可能となるので、作っておきたいと思います。

・最終段階では、自分の意志が伝えられない状態かもしれない為、常に新しい情報を入れ、感謝の気持ちを持ちながら作成しておく必要性を感じた。

▹コロナ禍ならでは

・現在まだ若いので、まだまだと思っていましたが、今はコロナのこともあり、何時「死」に直面するかわからないので、申し送り書（ACP）は作成しておこうと思いました。

▹「もっと年を取ったら、高齢になったら書きたい」が多数ありました。目安として、70歳、後期高齢者、漠然ともっと年をとったら、などが記入されていました。

▹医療・介護福祉関係者と思われる方の意見

・看護の仕事をしています。仕事上、患者さんの死について考えることはありますが、自分の死について考えたことがなかったなと思いました。自分がどう最期を迎えるか、考える機会になりました。

・事前指示書に関する資料が自由に手にしやすい所にあると、もう少し普及するのでは。様々な機会に、多くの人々に目にしていただき、手にしていただいて、メリットとデメリットについて情報をもらえればいい。自分がこうなった場合には‥ということは娘たちには話していますが、文書にするところまでには手が付かないという状況です。

・私自身、延命も望まないし、祖父が生きた年齢まで生きられれば良いと思っています。私自身「終活ノート」を活用しています。孤立死（孤独死？）でよいと思っています。もちろんエンディング・ノートは書くつもりでしたが、書き方が変わったように思います。

§ 社会通念としての事前指示書について考える

・本人を尊重する上でも必要なことなので、これからは必要になると思います。

・大切なことだと感じた。命とは自分の使える時間で、その締めくくりとして自分で決定できることは大切なことと思う。

・自分の最期は自分で決められるのが一番良いと思いますが、どうなるか解らないのが現状だろうと思います。もっと、この問題に関して話し合いをしていきたいと思います。

・もっと、もっと普及すべきであると思います。これからの社会状況では大切なこと、認認介護、独居、引き取る身内が居ないなどが増加、さみしいなー。

・なかなか家族ではっきりさせられないことなので、作成を制度として決めることも良いと思います。

・すごく重要なことだと思います。それには行政・教育の充実が不可欠。

・終末期に入ったら申し送り書の作成は良いことでもあるし、必要だと思います。今はラインなどで何かしらのやり取りをしていますが、申し送り書を作成しておけば、残ることでもあるので、その人の生き方とか生きた証にもなるし、この人はどんな人生を送ったのかわかると思います。

・超高齢・少子社会では必須のアイテムだと思う。

・タブーになっている話題だが、今後浸透し広く作成できる世の中になってほしい。特に独居で身寄りのない方には必須だと思います。

・遺言書とは異なる申し送りで、生活面を考えたものだと考えればよいのですね。

▹話し合うことが最重要（家族と一緒に作成）

・何を書くかよりも、家族と話し合うことが大事なのですよね。

・家族との話し合いが最も大事であることが解りました。

・「申し送り書」を作成した後に、考えが変わった時には再度話し合い、何度も修復できるといいと思います。

・本人が書いたものの保管場所が解らないと役に立たないので、事前に周知が必要。家族と一緒に作成できれば最高です。

・何度も話し合い、納得したつもりでも、後から何かしら後悔は出てしまうもの。納得できる結論は出るのか分からない。事前指示書どおりに最期を迎えることが出来たら、家族も本人も幸せなことだと思う。

▷「申し送り書」は素敵な呼び方です

・指示書ではなく「申し送り書」の名称に賛成です。

・個人的には「長寿備忘録」の響きが好きだなーと思いました。自分の死は自分で決める、ごもっともだと思います。

・準備してあるのとないのでは、周りで送る方の気持ちも違うと思った。ただ準備するまでの過程が大事というか、その過程自体が大きく影響すると思った。

▷医療・福祉関係と思われる方の意見

・家族が放棄した「迷惑」は誰が負うのかを考えれば、ご迷惑をお掛けする人々への「初めまして」のご挨拶としても申し送り書は絶対に大事ですよね。

・市民への周知は簡単にはいかないと感じた。どのように段階を踏んで進めるのか、意志表示の方法など他の市町村の作成書類を参考にして、市と連携を図って検討していきたい。

・ぜひ必要だと思う。私も事あるごとに話はしていますが、「申し送り書」があれば確実性が上がると思います。

・考え方は個人それぞれ違いがあるものの「自身の死」へ向かう支援は必要だと思います。その支援を誰が行うのか（家族、行政、医者？）、どのように申し送りを受けるのかが問題だろうとは思いますが、取り組まないこと自体が衰退です。

・必要だと思うし、自分のこととしても大切だと思いますが、行政主導（話の持って行き方にもよるが）でこういうことを広めようとすると反発が出易いのかもしれません。こういう課題がタブー視されるのも、日本の国民性でもあると思うので難しい問題だと思いました。

・症状の段階によって気持ちや感情が異なると思います。意思決定は本当に難しいと感じます。その反面、残された家族などは「申し送り書」があることで改めてその人の考えを知ることができるのではないかと思われます。

D）質問と回答

質問-１）

お医者さんや看護師さんそして介護の方々のお話が難しくて、よくわからないのです。

「解らないことがあれば何でも良いですから、どんどん質問してください」と言われるのですが、なにやら難しい言葉が多いので気後れして何をどのように聞いたら良いのかが解らないのです。

このような状況で、「今後のことや、まして最期のことを話し合え」と言われても、とても不安です。

回答）

医療・介護福祉関係者は、患者・家族の方（一般の人）が解る言葉で話さなければならないと考えています。これを邪魔している二大要因が、言葉の問題と主客転倒（患者不在）ではないでしょうか。

まず言葉ですが、医療・介護福祉関係者は、なぜか片仮名語と専門用語を使いたがります。これを私は「『医の中の蛙』現象」と呼んでいます。

実は2013年にNHKが「リスク」「ケア」「トラブル」などの片仮名語が入るのでよくわからないという理由で、岐阜県の男性から名古屋地裁に損害賠償を求めて提訴されたこともあります。

同じような片仮名語の乱用現象は、看護学校の教科書にもみられることが指摘されたことがありました。片仮名語が外国人留学生の看護師国家試験の合格を妨げている要因の一つだとして、平成23年（2011）第100回試験から片仮名語には英語併記が行われるようになりました。

さらに新聞や雑誌などでも難解な介護用語の見直しの必要性についての記事が掲載されるなど、様々な改革が試みられております。

まず、常に素人にも解る言葉、可能な限り日本語に置き換えた言葉での話合いを心がけていく必要があると考えます。

２番目が主客転倒です。

お話して理解してもらう主役は患者さん（利用者さん）と家族ですので、日常の診療や介護でも最も大事にされるべきなのです。しかし、「連携」という名前のもとに、医療・福祉介護者同士など、関係者が分り合うのが優先されているように思われます。

まして終末期や亡くなる時の話となると、「縁起」とやらもからんで、話す側も尋ねる側も普段は触れないようにしている話題ですから、話す側も言いよどんだり、あいまいな言い方になったり、尋ねる側も普段以上に聞きにくいことが多くなるのではないでしょうか。

しかし、これは医療や介護福祉関係者及び一般の方々も含んで、世間の思い込みに過ぎないと考えています。それはごく普通の日常で、一般の方々を相手に病気や老いの話はもちろん、不吉と言われる「死ぬ話」をたっぷりとして、しかも、お金まで持っていくお仕事もあるのです。

その典型的な例が生命保険の話です。生命保険や入院保険に加入する時の話し合いを思い出してください。生命保険の外交員の方は、これでもかこれでもかというほど、病気になった時や亡くなった時にどんなに不幸なことが起こるのかという話を、歯に衣着せずに直接的な表現で並び立てます。

そして、死ぬ話をたっぷりと聞かされ、挙句の果てには安くはない金額を払い続けることになります。そのため生命保険を掛ける場合には、皆さんは、少しでも不明なところ、不安な点は、生命保険の外交員の方には遠慮なく質問します。外交員の方も、どうしたら快く（円滑に）納得して契約承諾をいただけるかを配慮して、いろいろと努力されています。

事前指示にしても、申し送りにしても、主役は患者さん･家族です。

お話する方（医療・介護福祉関係者）も、生命保険の外交員の方の技術と配慮を学ぶべきだとは思いますが、患者さん・家族も生命保険に入る場合以上に大切な舞台で主役の座を降りないように頑張ってください。

質問−２）

元気な時に事前指示書（申し送り書）を作成しても、いざ死が近づいた時に考えが変わりそうな気がするので、人生の終盤に作成するのが良いのではないか。

在宅看取りをするという方針でも、いざ急変時にご家族は、苦悩

や葛藤の末に119番に連絡するなど、救急要請を行うケースは少なくないと思う。急変時の家族の対応について、医療者と家族が繰り返し話し合う必要があると感じており、こういったケースへの対応について教えていただきたい（介護福祉士）。

回答）

日常の診療でごく普通にみられることです。話し合いを繰り返すことは大切ですが、話し合いを重ねれば重ねるほど患者さん・家族は、医療者に遠慮して（気を遣って）救急要請を控えることもあり、それはそれで「あの時救急車を要請して搬送していれば」という後悔につながる場合もあります。

私は、最期の時の対応に対する決め事や決意表明は、「結婚式の誓詞」と同じと考えています。キリスト教の「病める時も健やかなる時も愛し続ける」という神の前での誓詞や、神前式の夫婦の誓詞奏上でも、その時点では本人たちも出席者も真剣そのものです。しかし、一方で離婚には至らないまでも、そこでの誓いや願いがそのまま履行されない場合があることも十分に承知しています。それでもきちんと話し合って約束し、身内や親族・親しい人に表明し、納得してもらうことが大切なのだと信じて式典に参加しています（不確実性が極めて高いのですが、人生に関わる重要なことだと思うからです）。

具体的には、仮に当初の決め事と異なる場合でも、その時々で、犠牲にしてよいことと守るべき事項を秤にかけて、優先順位を決めて、ベストではなくても最もベターな対応と信じて行動することが大事なのです。

申し送り書も、そのような人生での大事な選択を迫られた場合の一つの資料・道標だと考えます。

質問−3）

ACPの理解についての隔たりが大きすぎる。非医療従事者にとっては『人生会議』であっても、医療者には『DNAR（Do Not Attempt Resuscitation）』承諾の有無に過ぎないのでは？（老健施設医師）

回答）

まずACP（Advance Care Planning）や事前指示書（living-will）など洒落た文句が言われるはるか昔から「メメント・モリ、死を忘れるな！」という言葉がありました。

これを表面に引っ張り出すのが第1段階ではないかと考えています。「命の授業」「延命治療をしない尊厳死」などと当り障りのない言葉ではなく、真っ向から「常に死を忘れるな！」を掲げて対応して行くべきではないでしょうか？

小藪千豊さんのポスターも、今回のコロナ禍でも突き詰めれば、その核となる問題はメメント・モリだと思います。

まず最初に「死についての教育・啓発」を医療とは切り離して、

非医療従事者が中心となって行う土台作りが必要でしょう。２番目が病とか老いとかについては非医療従事者と医療従事者とが協力して行う本来の意味でのインフォームド・コンセント（IC：Informed Consent）の普及、行われる医療行為について十分な説明を受けて理解した上で、自分で決めて、同意することです。

IC 発祥の米国でも、その動機となったのは裁判沙汰を回避するためだったようですが、患者さん家族に、十分に説明して理解してもらう事を大前提とした自律性（自己選択）が必須でしょう。そのためには、医者や看護師の話す言葉は専門用語（業界用語?）と言うか隠語的な言葉も多く、一般の方々には分かりにくいので、退職された医療従事者などによる専門的な説明役（医療界の池上彰さん的存在）が必要かもしれませんが、ともかくも患者・家族に理解してもらえることを第一に考える説明が行われる事から始めるべきだと考えます。

現状は、「この患者は IC をとっていないよとか、IC とっておいて！」などの会話からも分かるように、医療者が患者さんに一方的に話す説明だけで医療行為を承諾させて、承諾書に印鑑を押させるのが IC だという誤った認識がまかり通っています。そこで ACP も事前指示書も、このまま進めば DNAR（呼吸や心臓の鼓動が止まっても、救命処置を試みることはありませんということ）の承諾書の作成になると危惧しております。正しい IC なくして次の段階の ACP に進めるわけがありません。

本来、あるべき姿の IC の後に、あるいはそれを土台にして積み上げられるのが、いわゆる今考えられているACPではないかと思います。

さらに、話し合いの結果を文書にするだけでなく、登録制度（webでも電話でも必要時には救急隊員も、掛かりつけ医も遠方から来た親戚も24時間、365日、確認することができる）が必要だと考えます。

①メメント・モリの一般化（未然形での育成の段階）②病気になったときのインフォームド・コンセントの見直し（蓋然形での予測の段階）③人生最期に備えての申し送り（現在進行形での実行の段階）、という流れを人生の状態に合わせて始めればよいと思います。きちんと順序を踏んでACPを実践しないと、延命治療について拙速に答えを要求するなど、弊害の方が大きくなることが懸念されます。

今回のコロナ禍を考えれば、ACPを行う時期は必ずしも老若という年齢に規制されるべきだとは思われませんが、順序を踏まずに、一気に最終的なACPに進むのは弊害の方が多いと思います。

質問－4）
これまでに、この人は「良き死（good death）」だったという旅立ちの思い出があれば教えてください

回答）

まずは定型的な回答になりますが、それぞれの方々がそれなりに「良き死（good death）」を経て旅立たれたと信じたいと思っております。

それでも強いて言うなら、食道がんで頸部食道瘻（がんの部分を取り除いた食道の断端を頸部で外に出しておく）を造設している患者さんで、「好きなお酒を飲んでも全部瘻孔から漏れてさっぱり酔わない、うまい酒を味わってもう一度酔ってみたい。もう一度ほろ酔い気分を味わいたい」という望みをかなえるために中心静脈の点滴に（神経ブロックの）注射用のアルコールを混ぜる（試行錯誤の繰り返し）ことで、希望をかなえることができました。最期の時には、「あの点滴を打ちながら逝きたい」といわれ、そのとおりにして「ありがとさん」と言いながら旅立った人など、多くの方々が思い出されます。

その中でも、おそらく第三者が見たら最悪と思われるような亡くなり方でも、患者さんと家族の双方にとって「good death」だったと思われる看取りがありました。

がんの終末期には、「１分たりとも同じ姿勢で居られない不穏状態(Restlessness Syndrome)」に出会うことがあります。種々の薬剤の効果も少なく、現状では鎮静(眠らせる)しか手立てはありません。

50代半ばの消化器がんを発症した男性のRestlessness Syndromeに対して鎮静を行っていた時の話です。

「眠らせるなんて可哀そうだよ。父さんだって最後に言いたいこともあるだろうに」、と東京から来た息子たち。

私も若かったし、自分自身、２人の息子の親でもあるので、他人事とは思えず、挑戦的になり「親父さんとおふくろさんが考え抜いた末に、やっと覚悟を決めて受け入れてくれた鎮静処置だ、そんなに言うなら、これから起こすから付き添ってみろ」という気持ちになり、鎮静薬の投与を中止し、覚醒させました。

２人の大柄な息子が、頻回の体位交換を担うことになりました。廊下にまで聞こえる大声や悲鳴の錯綜する、騒然とした数分毎の体位交換でした。

しかし、６時間足らずで汗を滴らせて、長男が

「親父を、眠らせてやってください」

「おふくろは、これを何週間もやっていたんですね」

「事情も分からずに、申し訳ありませんでした」

患者である父親に鎮静の再開の承諾を得ようと話しかけると、苦しい息の中から息子たちに向かって「お前たちも頑張ったろうけど､俺も精一杯頑張ったんぞ。もういいだろう。少し眠らせてくれ」という返事でした。

私も少々感じるところがあって、ほぼ付き切りで、鎮静薬の注入量を微妙に調節しながら、深浅交互の鎮静としました。奥様と息子たち３人で代わる代わる父親の体をさすりながら、鎮静度合いが浅くなった時にはほんの数回でしたが４人で短いながらもはっきりと言葉を交わしていたようです。そして鎮静再開から数時間後には旅立たれました。

最後に父親としての「看取られる」という大仕事をやり遂げての

旅立ちでした。

１年後にお会いしたご長男は、「決して穏やかとは言えない看取りでしたが、親父と真正面から向きあって、家族の心が一つになれた一時で、『最期はあれでよかった』というより『あれが良かった』と考えています」。とおっしゃっていました。「あれが」の「あれ」とは、親子で繰り広げたまさに、支離滅裂・七転八倒の看取り方でしょう。

佇み、沈黙、凝視、傾聴など平穏死とはほど遠い看取りでしたが、息子たちはあの「看取り方」を経て十分に納得されていましたし、人並み以上に命の重さも理解されたと思います。

質問−５）

コロナ流行前と比較して看取りの現状にどんな変化がありますか？

回答）

がん終末期の患者さんたちが退院を希望されるようになりました。

これまでならば、治療主体病院から「もう治療はできないので苦しい症状などを和らげる医療に専念するBSC（Best Supportive Care）として、退院されて在宅医療へ移られたらいかがです？」と言われた患者・家族は、あれほど「病院から追い出される」とか「見捨てられる」などと怒りや不満をあらわにしていたのに、今は逆に患者さん・家族の方から、退院したい、家に帰りたいというようになりました。その理由は、ただ一つ「面会不可能」状態での対応、「家族や知り合いがお見舞いに来ることができなくなったから」だと考えられます。

新型コロナウィルスの院内感染を防ぐために、どの病院でも人数・時間共に面会を制限しているからです。臨終の場合ですら大きくは変わりません。

そこで、納得したことがあります。1970年代の後半に、病院が目指すべき理想的な看護体制として、「24時間完全看護（家族の看病不要の入院）」という言葉が流行りました。しかし、諸般の事情から、今日でもなおも完全実施には至っておりませんでした。しかし、コロナ禍では否応なしに「24時間完全看護」を行わざるを得なくなりました。「そうか、患者さんにとって病院とは検査し治療し、薬を出すところに過ぎないんだ。（入院生活は）時々でも家族や友人が来院して支えてくれるから何とかやっていける。だから面会が制限された途端、病院は『居ても仕方のない場所』になってしまう」のだ、家族抜きでの「24時間完全看護」なんて幻だったのだと思いました。

質問－6）その他

・若い世代に、できれば教育現場でこのような話はできないのでしょうか？

回答）

今回のような居酒屋談義風の「生老病死」の話は、大学でもしたことはありませんが、肩の凝らない、なじみやすい「死」の教育が必要なことは理解しておりますので、今後工夫してみたいと思います。

・事前指示書の書き方について教えてください

回答）

記入に必要な事項として、最後の療養の場所（自宅か病院かなど）、希望する医療行為（延命治療希望の有無）、意思表示が不可能になった時の代理人の選定などが挙げられていますが、現在定型的な書式はありません。

それよりは、「自分が人生の最終行程を歩んで行くのに、こんなことを考えているんだけれど」というような、想いや願いを家族と忌憚なく話し合うことから始めることだと思います。

その後、必要なら医療・介護福祉関係者を交えた話し合いへと進展させていくのが良いのではないでしょうか。まずは家族と何度も話し合うこと、それが何より大事だと考えます。

・安楽死についてどう思われますか？

回答）

この質問は、ほぼすべての会場のアンケート用紙にも、一人くらいは必ず記載されています。しかも、何故か連絡先が記入されていない場合が多いのも特徴です。それだけ関心が高いのに、なかなか尋ねにくい問題なのだろうと推察されます。

難しい問題ですので、ここでは質問1）に記載した「言葉の共有」についてのみお答えします。

医学・法律など学問的な定義ではなく、庶民の感覚的レベルでも「安楽死≠安楽に死ねること、尊厳死≠尊厳ある死、良き死≠穏やかな死、独居死≠孤独死、眠るような死≠眠ったままでの死」など似たような言葉でも、大きな相違があるようです。

尊厳死や安楽死に拘わる（？）事件が起こるたびに、「これを契機に国民的議論が必要」と言われますが、大事で微妙な問題だからこそ、まず用いる言葉の意味を相手の方と共有してから話し合うことが必須条件ではないでしょうか。

追記）

この問題については、2021年2月に仙台市医師会から企画発行された「健康だより」118号に「終末期医療から考えるいろいろな死」というテーマで拙文を書きましたので、参照していただければ幸いです。

シリーズII　百聞は一験にしかず

（一験：死の模擬体験）

1　講演録

前口上

「看取るほどわかる命の重さかな」のシリーズⅡで、テーマは「百聞は一験にしかず（一験：死の模擬体験ワーク）」としました。

古くからある諺の「百聞は一見にしかず」は、百回聞くよりは、たった一度見る方がよくわかるという意味ですが、百回の講義で聞くよりも、今日の模擬体験を一回経験する方が「死」について多くのことが学べるはずだという願いも込めて、この講義の題名としました。

そして、インドの宗教家、俗称「和尚（おしょう）」と呼ばれているバグワン・シュリ・ラジニーシの「あなたの知人が死の床に在る時、その知人に感謝して傍らに座りなさい。そうすれば生命について、言葉では言い尽くせぬ深い知識を得られるだろう」という言葉を添えさせていただきます。

序章

§ 看取りという言葉の意味するもの

まず「看取り」という言葉についての定義です。「看取り」の「看」

の字が当用漢字の読み方にはないということで、公用文書などでは「見取り」が用いられたために混乱を助長したように考えられます。

「看取り」というと、一般的には「死に目に立ち会う」ことだと考えられている様ですが、それは単なる death watching（まさに字面も意味も「見取り」）です。

「看取り」とは終末期に付き添い看病することを意味し、日数的な長さを持った言葉です。例えば、宮沢賢治の詩「永訣（えいけつ）の朝」にある「妹は今日のうちに遠くへ行ってしまう」という言葉には、死にゆく過程を歩む妹を何日も看病して、いよいよ今日は逝ってしまうのだという看取りの実感があります。

終末期についても正式な見解は、学問的にも法的にも明確には決められてはいなかったのですが、2007 年に厚労省は終末期医療を幅広く捉え、その定義を「死に至るまでの時間が限られていることを考慮に入れる必要がある状況下での医療」としました。さらに、介護報酬改定では具体的に「死亡日より遡って死亡前 30 日から死亡当日までを暫定的な終末期」としました。

このように、期間や日数が漠然とした場合、医療界では周産期とか周手術期というように“周”を付けるので「周死期」あたりが妥当だろうと思われます。

厚労省の定義に従うと、医療従事者を含めて多くの方々は、患者さんの臨終に立ち会う「見取り」経験はあっても、周死期を通じての「看取り」経験は少ないと思います。さらに、介護報酬支払い基準に従うなら、死亡後に「あの時から終末期だったのね」と思い出して言うことはできても、死亡前に「もう終末期です」はあり得ないことになります。

§ 看取りへの拘り

看取りに拘るのは私だけではありません。

立花隆氏（2021年4月30日逝去）は『死はこわくない』（文藝春秋社 2015年）で、「いよいよ父が危ないという時に病床に付き添って居た。そして父の喉仏が上下するスピードがだんだん遅くなって、ついに止まるところを見た。人の死を見たり、書いたりしてきたが人間が息を引き取る瞬間をじっくりと見つめたのは、この時が初めてで死とはこういうものかと思った」と記載しておられます。

東日本大震災後の石巻では、病院の被災により入院ベッドが激減しましたが、全国から駆け付けてくれた医療従事者と地元の医療従事者が行政とも協力して在宅医療システムを立ち上げることによって乗り切った鉄祐会の武藤真祐氏を「仙台ターミナルケアを考える会」の特別講演でお呼びした時の言葉です。

「看取りというのは、逝く方の人生が凝縮した最も厳粛な時である。だから家族とか親しい者しか共有できない時間・空間に、在宅医療に携わっているからこそ、我々も参加させてもらえる、言葉は悪いが、それは在宅医療従事者の『役得』だと思う」

鳥取県の在宅緩和ケア「野の花診療所」の徳永進氏は、『講話集いのちの星座』（ユーキャン 2011 年）や『対談集いのちの言葉』（三輪書店 2005 年）などの中でも「患者は最後の息を虚空に吐く。患者はもう吸わない。看取っていた人が代わりに吐かれた空気を吸う。『息』とは引き継がれていく。息を引き取るのは死者だが、死を見守った人たちも息を引き取る（≒引き継ぐ）のである」と述べています。

第Ⅰ章　看取りの変遷

§1980 ～ 1990 年代の看取り

◇家で死ぬということ

ご自身もかなりご高齢のご婦人からお聞きした、1980 年代半ば頃の母親の在宅死の様子です。

「夜中に手を出して眠っているので、布団の中に入れて温めた。

朝 5 時過ぎに見ると、目はうっすら開いていたが、顔の様子が変だったし、以前父が逝った時と同じ臭いがしたので、医者を呼んだ。医者は危篤状態だと言った。そのうち呼吸と一緒に頭が上下に動いて目を大きく開いて静かになった。・・・・・母も亡くなった」

「父親が逝った時と同じ臭い」と言われていましたが、人に最も伝えにくいけれど、体験者の記憶に強く残るのが臭いだといわれています。東日本大震災の時も、TV などの報道では決して伝えることができない、しかし、現場にいた人が最も強く感じたのは臭いですし、いつまでも記憶にとどまっているのも臭いだそうです。

1990 年代にはこんな看取りもありました。

久米宏氏が司会をしていた頃のニュースステーションで、解説をしていた朝日新聞編集委員の故和田俊氏の『その夏の別れ―妻亜紀への鎮魂歌』(『婦人之友』1994 年 6 月号) からの抜粋です。

「翌朝目覚めると予兆があったのだろう。亜紀は『私の好きな音楽を聴かせてください』といってアルビノーニの『アダージョ』に聴き入った。それから10時間後のことだった。妻亜紀は、私と子供たちと猫たちの見守る中、１人で遠くに逝ってしまった。医者は居なかったから、私が手を握り、胸の鼓動を聞いて居た。妻の手から脈が消えた時、私もそのまま彼女の横に眠りたいと思った」

◇病院で死ぬということ

同じ頃、私が大学病院で経験していた看取りの状況です。

呼吸をしなくなったり心臓の鼓動が停止すると、ベッドの傍らで患者さんに縋り付いて名前を連呼する家族を、看護師が病室の外に連れ出します。

そして、まず駆け付けた主治医が心臓マッサージを開始します。同時に麻酔科の医者が呼ばれて、気管内挿管（肺に酸素を送るための管を気管の中に挿入すること）が試みられます。バッグによる人工呼吸と、心臓マッサージの合間に心臓に直接に強心薬を注射し、除細動（AED：Automated External Defibrillator = 自動体外式除細動器）が施行されます。

これを救急蘇生術（あるいは心肺蘇生術）といい、海水浴などで溺れた心肺停止状態の方を救命するのとまったく同じ方法です。この蘇生術を心臓が動き出すまで続けます。

終末期の患者さんでは、おおよそ１時間が目安でしたが、死に目に会うためにこちらに向かって駆け付けている家族を待つ場合などは、もう心臓が再び動きだすことは期待できないのに心肺蘇生術を長時間にわたって続けていました。医療界ではご遺体に行う医療という意味で「仏様医療」などと自嘲していました。

蘇生術は、麻酔科医の「申し訳ないのですが、お役に立てませんで」と言う主治医への挨拶で終わります。

患者の身体に挿入されている点滴の管や気管内チューブ等をすべて抜いて、姿勢をただし、ご冥福を祈って患者に敬礼をして病室から引き揚げます。

それから、主治医が家族を病室に招き入れ、「全力を尽くしましたが、力及ばず残念ながら、○時▽分、旅立たれました」と宣言します。これが病院で普通に行われる「臨終の儀式」でした。

◇臨終の儀式の意味

「臨終の儀式」は、家族に医療として最善を尽くしたことを納得していただくこと、(大学病院などの研修病院では研修生などへの看取りのトレーニングの意味もあります) 家族を部屋の外に連れ出すのは、狭い部屋での医者や看護師の医療行為実施スペースの確保、さらに蘇生中の人工呼吸用の管の気管への挿入や心臓マッサージによる肋骨骨折などでの家族へのストレス防止の理由からで、多くの病院で家族は部屋の外で待機させるのが普通になっていました。

その結果、最も患者と深い関係にあるはずの家族は、臨終では「関係者以外立ち入り禁止の対象者」として取り扱われることになっていました。

しかし、旅立ちの瞬間に家族が立ち会えないのは理不尽だと、1984年公開の伊丹十三監督の映画『お葬式』でも、痛烈に批判されました。

映画の中で、宮本信子扮する妻のセリフとして、

「どうしても心残りなのは、呼吸がおかしくなると、どやどやと大勢の方が来られて主人を取り囲み、何やら恐ろしげなことを始めたの。

『え、一体、何をするの！』と主人に駆け寄ろうとしたら、看護師さんに腕を掴まれて無理やり病室の外に連れ出され、小1時間たって再び病室に入れられた時は、主人は土色になっていて、『御臨終です』と言われたの。

『そんなー、こんな理不尽なことってあるの』

最期には主人の手を握って『ご苦労様、ありがとう』と声を掛けて逝かせてあげたかったのに」

§1990年以降

◇終末期患者への「臨終の儀式」の変化と、変わらぬこと

1990年も半ばすぎると、高齢者や、終末期の患者には無駄な延命としての蘇生術をしないで欲しいという「DNRあるいはDNAR」を医療者や家族に宣言や依頼する人が現れ、何が何でも蘇生術を行う風潮は薄らいできました。

厳密にいうとDNRとDNARとは、蘇生術を控えるという意味では同じですが、ニュアンスが多少異なります。

DNR（Do Not Resuscitate）は蘇生する可能性が高いのに、控える（救命せず）の意味になりますし、DNAR（Do Not Attempt Resuscitation）は蘇生する可能性は低いので控える（延命せず）ことを意味します。(P51「(２)救急隊員と齟齬が生じる延命治療に関すること」参照)

◇見取りとバーチャル（virtual）医療

しかし、いずれの場合でも、病院での看取りには相変わらず「酸素」･「点滴」･「心電計」が三種の神器のように装着されていました。

これらの機械は、冒頭で述べたバグワン・シュリ・ラジニーシの言葉のように、折角旅立つ人の傍らに佇む機会を与えられた家族を、傍観者ないしは関係者以外の立場に追いやってしまいます。

何故なら、これらの機械は、家族の視線を心電計の画面の波形や点滴の滴下にくぎ付けにさせるからです。「お父さん死なないで」とご主人の手をしっかりと握りながら、視線はご主人の顔ではなく、心電図の緑の波形を追っている場合も珍しくはありません。私は、これを「エレベーターの階数表示症候群」と言っています。

エレベーターに乗っている人は、何故か「見上げてごらん、階数表示盤を」とばかり、ほぼ全員が階数表示を見つめています（最新のエレベーターでは必ずしも上ではなくなりましたが・・・）。

臨終期の心電計もまったく同じです。心電計を装着するから、その画面を見てしまうのです。酸素マスクで隠された顔と、心電計の波形と点滴の滴数を眺めるのが看取りで、心電計の波形が平坦になった後、ようやく酸素マスクが外されて患者の素顔を見るというような状況でした。

医療従事者も同じです。心電図や呼吸状態は看護室に警報付きで転送されていますから、自分では意識しないうちに、いつの間にか人の死を自らの五感ではなく、臨終を機械の警報音として察知し、心電計モニターの波形が平坦になったことを「死亡」と認識する「バーチャル医療族」になっています。

その結果、看護師に呼吸状態の異常を知らされ、それまでTVを見ていた医者があわてて白衣を羽織り、患者のもとに駆けつけ、臨終を告げます。

本邦では、医療従事者は患者を「看取って」いるのではなく、ただ、その亡くなる瞬間に立ち会って「見取って」いるに過ぎないのです。そこで、多くの医療従事者は、臨終を告げるその時に何とか人間として、粗相のないようにするのが精一杯で、スピリチュアルケア(Spiritual Care)とやらに思いを馳せるのは難しいと思われます。

現在でもこのような病院が多いのかもしれませんが、家族はもちろん医療従事者の視線を、モニターの画面から旅立つ人の方に取り戻して、看取りを「いい日旅立ち」にする必要があります。

《ノート》

「看取りの在り方の変遷」の背景と要因

どうして「周死期」にこのような変化が起きたのか、その原因の一つに、1975年前後を境に「周死期」の場所が自宅から病院へと移っていったことが挙げられます。言い換えると自宅死から病院死に移行していったのです。その背景として
1）生活様式の変化、2）医療信仰、3）老人医療費の無料化、4）医療倫理観の変化、の四つの事柄が考えられます。

まず、電化製品などによる生活様式の向上により面倒なこと、手間暇のかかることは「他人任せにする」のが楽で安心という便利性の追求、これまで「出産」や「看取り」など家族が家庭で担っていたことまで、全て他人任せにする「おんぶ人生」「お任せ医療」が普及したことが考えられます。

「完全看護」とは、言葉を換えれば「完全家族抜き看護」※となります。

次に挙げられるのが、最先端の医療によって病気は治るという、誤った「医療信仰」です。人の死についても病気の延長として捉えて、家族の死に際も病院暮らしをさせるのが最良な選択と考え、「病気に対して出来る限りの治療の結果としての死」という医療側の思い込みと、「病院でも駄目だったのなら死もやむなし」という家族の安堵感と諦めをもたらす医療信仰が一般化したと考えられます。

三つ目が「医療費」です。1973年に岩手県沢内（さわうち）村（現西和賀町）で、「人の命に軽重なし」という生命行政として地域と医療の一体化体制が図られ、予防と健康管理の徹底化を条件に老人医療費の無料化が開始されました。

大阪、東京と続き、さらに全国一律に70歳以上の老人医療費が無料化となると、病院が身近な存在になる一方で、予防と健康管

理の徹底化抜きの「老人医療費無料化」だけが選挙公約に利用され、医療不要な高齢者の"越冬入院"など"社会的入院"による医療費の増大が問題化しました。

四つ目が「医療倫理観の変化」だと思われます。すなわち「命は長いほど良い」という考えから、心身の障害にはすべて病名が付けられ、その治療に取り組むことが医療従事者の仕事という概念が普及したと考えられます。

※「完全家族抜き看護」が、今回のコロナで注目されました。
コロナ禍では家族の面会が禁止になり、このためにどれほど多くの患者さんたちが辛い想いを強いられたでしょうか？
確かに病院で行う専門的な医療・看護は家族の面会や支えがなくとも維持されました。しかし、多くの患者さんが「こんな入院生活ならば退院したい」「家に帰りたい」と切実な声を上げています。

患者さんの入院生活がいかに家族の看病によって支えられていたか、我々の世代は「病院における完全看護」という美名に隠されていた「家族抜き看護」の悲惨な側面をコロナによってあばき出されたのではないでしょうか？

第Ⅱ章　死亡者の待遇の相違

§ 病院死の象徴

「病院での死」の象徴が、死亡退院者の待遇だと思います。

病院で亡くなると、多くの場合、ご遺体は病院の霊安室に運ばれます。霊安室には簡易的な祭壇もありますが、すぐ脇にはご遺体を搬送してきたストレッチャーも一緒にあるというような、その場限りのちぐはぐな情景です。

霊安室からご遺体を運び出す病院の裏口へと続く廊下は、さみしく、薄暗く、天井にはむき出しの配管が見えるところもあります。遺体搬送用の車が横付けする退出ドアの照明も、薄暗く目立たないように作られています。見送りも、数人の看護師さんだけという場合も多く密やかです。

病院は、病気を治療して治って表玄関から退院するのが主流の場所であって、薬石効なき結果の象徴である死亡退院は、病院にとって、見られては困る情景なのです。

§ 在宅・緩和ケア病棟での看取り

同じ病院内でも緩和ケア病棟での看取りや、在宅医療での看取りはかなり違っています。最期の時に患者さんの傍らに居るのは、家族や身内、そして親しい人だけで、医者や看護師が陣取ることはありません。

呼吸停止後、家族で充分にお別れを惜しんでから、医療者が呼ばれます。医者の仕事は、型のごとく聴診器と懐中電灯で死亡確認後、死亡診断書を書き、ご遺族となった家族にねぎらいの言葉を掛けることだけですから、決してあわてて医者や看護師を呼ぶ必要はありません。

法律的には、医者による死亡確認時間が臨終なのですが、私が病院勤務をしながら在宅医療にも関わり始めた平成初期には、必ずしも息を引き取られた時間に駆けつけることができずに、勤務終了後や出勤前に訪問して、家族にお尋ねして死亡時間を決めていたこともありました。

そんな時、「亡くなられたのはいつ頃でしたか？」という私の問いかけに、傍らに居て看取られた方々は、皆さんがほぼ同じ時刻を答えるのを聞いて、「人が死ぬということは医者が認めることではなく、傍らで看取られた方々が肌で感じる、言い換えると五感で感じるものなのだ」と思いました。

だからこそ、大事なことは子どもに人の死を自らの五感で体験させることではないかと考えます。ものごころのつく３歳ともなれば人の死は記憶に残るし、８歳以上なら、死に関して大人と同じような理解と感じ方をするとも言われています。

最近は、息子や娘夫婦と同居していると言っても、夫婦共稼ぎのために日中は老人だけの、いわゆる日中独居の高齢の患者さんも多く、孫たちが徐々に衰弱しながら「死への過程を歩む」祖父母を気持ち悪がったり、怖がったりして帰宅拒否になる場合もあるそうです。しかし、それは帰宅拒否になる孫の親（患者さんにとっては子ども）の責任が大きいと思います。看取りに繋がる介護は、学業よりも、時には食事より、優先されてもよい貴重な機会なのです。

尊厳死協会の長尾和弘氏は、「運よく長寿を得た人は、孫世代に自分の死をしっかりと見せるのが仕事だ。死を知らない若い世代への『死の教育』（傍点部分は筆者の加筆）とは、自分の祖父母の死を見せることから始まる。祖父母を看取ることによって『人が死ぬ』ということをまさに身をもって学ぶ」、と述べています。

※最近の研究（筑波大学　杉山雄大准教授ら 2020）では、死別体験よりも介護体験の方が、人生の最期の医療について話し合う ACP には有用という結果もあります。終末期ケアの段階から子どもたちにも参加してもらうことも考えるべきかもしれません。（QLitePro 医療ニュース 2020 年 10 月 13 日）

§ ある特別養護老人施設の見取りから学ぶこと

福島県のある特別養護老人施設での話です。施設の開所に当たりスタッフは、入所者の方々がお仲間が旅立ったことを知って辛い思いをなさらないように、察知されないように出来るだけそっと退所させようと考えました。しかし、初めての死亡退所の方が現れた時、深夜だったにもかかわらず、入所者が車椅子を押し、杖を突きながらお部屋から出てきて手を合わせて見送ろうとしたそうです。それ以来、この施設では、時間に関係なく館内放送で“○○さんがあちらに行かれました”と知らせ、ホールにてスタッフや入所者も含めてみんなで見送りの儀式をして、正面玄関から「退所」してもらうようにしたそうです。

入所者の年齢から考えて、皆さんがどこかで親しい方々の「看取り体験」をされていたので、人の旅立ちを「五感」で感じ、集まることができたのだと考えられます。

この光景を見ていた実習中の看護学生は、涙と震えが止まらなかったと私に報告してくれました。

高齢者施設での「老衰死」ばかりでなく、がん患者など病死での看取りも基本的には同じだと感じています。

自然経過で亡くなる「老衰死」を看取ることによって、はじめて病気や事故でなくなる人への医療や介護の本来の役割を知ることができると考えるからです。

痛みや呼吸困難に代表される「がんなどの病気特有の症状」には、医療として全力で対応すべきです。しかし、傾眠（眠りがちになること）・るい痩（やせ細ること）・口喝・喘ぎ呼吸も、死前喘鳴（気道に痰などの分泌物がたまり、呼吸のたびにゼロゼロというような音を立てる状態）も、人が亡くなる時に見られる自然な症状あるいは現象であることを知れば、医療の分際を超えて終末期の過剰な補液や鎮静などの、医療の過干渉による弊害を防止できると考えるからです。

「『老衰死の看取り』を知らずんば、『終末期の看取り』について語るべからず」は、ちょっと言いすぎでしょうか。

§ 天寿証明書

最近は「老衰」という死亡診断書、あるいは死体検案書が徐々に増えてきましたが、これまでは死亡原因の直接死因の「(ア)」欄に「老衰」と書きますと、次の記入事項の発病（発症）または受傷から死亡までの期間という欄に不詳と記入せざるを得なくなります（P43「死亡診断書と死体検案書」参照）。発症期日が不詳ということは、医療保険の対象となる期間が不明ということになりますので、地方によって取り扱いが異なりますが、好ましくないとされる場合があります。そのため、医療保険扱いの病院では出しにくい傾向が見られます。

しかし、「老衰死」という死亡診断名は、逝く人にはもちろん、遺族や医療スタッフにとっても勲章に値する逝き方だと考えております。厚労省の死亡診断書マニュアルには、老衰とは「高齢者で他に記載すべき死亡の原因が無い場合」と書かれています。したがって、逝く人にとっては、病もなく事故でもなく生命を全うしたという証、そして看取った人には十分に介護・看病した、看取りきったというまさに「天寿証明書」と考えられるからです。

ご臨終の後にこのような説明をしたら、ご遺体に向かって「おじいちゃん万歳」と叫んだ娘さんや、拍手をされた家族が居られました。

多くの方が「勲章を意識した」いくつかの看取りを経験すると、「命の重さ」を実感されると思います。

《ノート》

私の後輩や教え子には、出藍の誉ともいうべき人物が多く、被災地に第二の仕事を求めたり、病院定年後も在宅専従医師として被災地に留まった敬愛すべき連中が居ります。
その内の１人からもらった手紙からの抜粋です。

「在宅専門となり私も死因（ア）の欄に「老衰」と記入しました。病院勤務時代にはなかったことです。
　もう一つ病院時代と大きく変わった点は「点滴なしでの看取り」です。
　病院では、点滴をしなくて最期を迎えることもできるという話をご家族に話したことは何度もありますが、結局は1日の点滴量を減らしても亡くなるまで点滴を続けることが殆どでした。ところが、在宅の患者に関しては同じような説明をしても、亡くなるまで点滴をしないことにあっさり同意して頂くことがかなり多くあります。
　点滴なしの方が、患者さんにとっても終末期の苦痛を軽減することにつながっていると感じています。」

第Ⅲ章　死の模擬体験のための予備知識

§ 人称によって異なる「死」の意味の違い

「同じ『死』でも自分の立場や亡くなられた方との関係性によって、その意味合いや状況そして受け止め方は全く異なります（ウラジミール・ジャンケレヴィッチ、フランスの哲学者）」

「一人称の死」とは、自分自身の死です。「二人称の死」とは、家族とか・親友など自分にとって掛け替えのない人の死です。「三人称の死」とは第三者・他人の死です。

医療従事者にとって、患者さんの死は、多くの場合「三人称の死」に当たります。

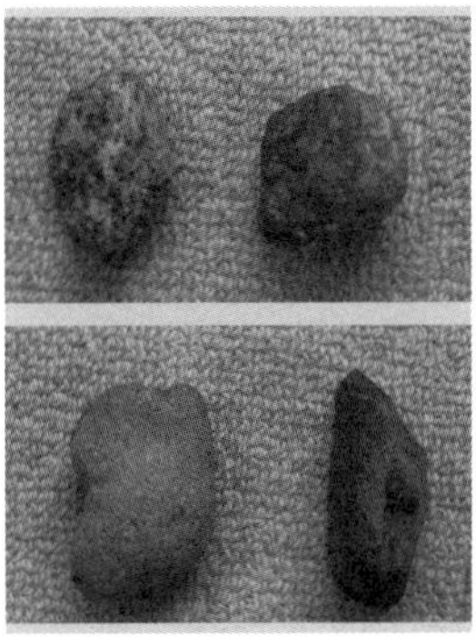

（図６）

ここに何の変哲もない四つの「石ころ」があります。（図６）

下の段の二つの石は自宅の庭で拾ったものですが、上の段二つの石は、震災直後に石巻と大船渡を訪れた時に津波の跡地から拾ってきたものです。こう聞くと上の二つの『石ころ』に何か感じるものがあると思います。

しかし、石への想いや事情とは無関係に、ただの四つの「石ころ」と捉える考え方を普遍性と言います。

科学とか技術というのはすべてを一般化して数量化して考え

る、この普遍性が基盤となります。

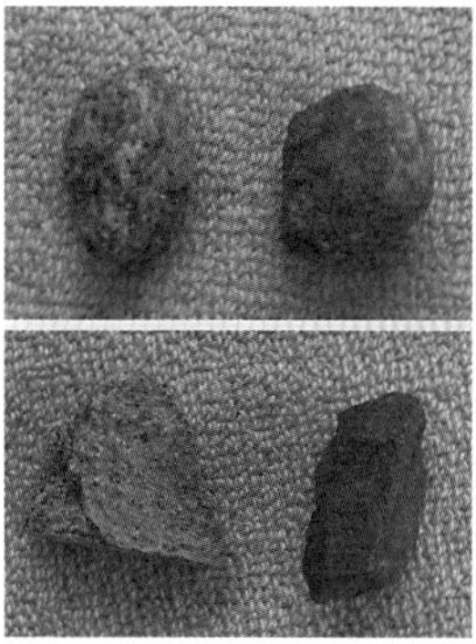
(図7)

スライドを変えましたが、同じスライドが２枚続いて、何かの手違いかと思われた方もおられたかもしれません。(図7) 実は下段、左側の石は先程のスライドの石ではなく、閖上の防波堤の残骸と思われるコンクリートの破片と置き換えてあります。しかし、こうして置き換えたとしても、やっぱり「四つの石ころ」には変わりはありません。そこには「個」として大事にされる「個別性」はなく、他のもので代替えが効きます。もし、そこに何かがあるとすれば、見る方々、受け手の気持ちの問題だけです。

詩人川崎洋氏の『存在』という詩は魚の名前から始まります。

「魚」と言うな
シビレエイと言えブリと言え
「樹木」と言うな
樫木と言え橡の木と言え
「鳥」と言うな
百舌鳥と言え頬白と言え
「花」と言うな
すずらんと言え鬼ゆりと言え

さらでだに

「二人死亡」と言うな
太郎と花子が死んだ　と言え

川崎氏の想いを汲み取ると、先ほどスライドの石に関しては＜「石」と言うな、大船渡の石、石巻の石、閖上のコンクリートの破片と言え！＞ということになると思います。

東日本大震災の死者は15,899人（2021年3月時点警視庁）と言われています。すごい数だというのは普遍的な捉え方です。一方で、それでは「閖上の○◎さんも大変だろうな」と個別化した人の考えは被災地の石と聞いて心が動いたのと同じ捉え方です。

15,899人を二人称の死として捉えると、大切な家族の一員として、あるいはかけがえのない友人として個別性をもって悲しみに包まれた辛いことが、東北各地で発生し、それを合わせると15,899件にも及んだ、ということです。これを一目で分かるように表記すると、1人× 15,899件となります。

川崎氏の詩は「『二人死亡』と言うな／太郎と花子が死んだ と言え」と結んであります。一人ひとりに、歩んできた人生があり、これから歩むはずだった人生があるのです。

「私の主人はなぜ死んだの」という問いに、「肝臓の転移巣の破裂による失血多量です」というのは、医学的には必要で正しいことです。しかし「How?」という意味での「なぜ？」への答えになっても、奥様の最も聞きたい「Why ？」の回答になっていません。「Why ？」への答え、二人称としての対応が要求される場合が医療現場でも多々あります。1人の患者さんが亡くなった時、三人称の死に近い捉え方をする場合もありますし、逆に限りなく二人称の死に近い受け止め方をする場合もあります。

医療従事者とは、四つの「石ころ」に対する二通りの捉え方の狭間で揺れる振り子のように、「生老病死」に対応しなければなりません。

車のギアチェンジに例えてみますと、オートマ車と同じように機械的に出来るのと、いちいち意識してマニュアルで切り替えなければならないのと、どちらが良いのかわかりません。

しかし、ノンフィクション作家の柳田邦男氏は、医療従事者は揺れ動くのではなく、「2.5人称」の立場を目指す職業人であってほしいと述べています。（柳田邦男「医療と2.5人称の視点」『日本臨床外科学雑誌65（Supplement）』p185 2004）

§ 百聞は一見にしかず、「百見」も「一験」にしかず

皆さんは「朝顔の朝露」を見たことがあるでしょうか？

明治から大正にかけて活躍した文豪志賀直哉は「私は朝寝坊なので、日に照らされて崩れた朝顔しか見ていなかった。ある夏の朝、夜明けに目覚めて開いたばかりの朝顔を見て、朝顔がこんなにも美しい花だとは思わなかった」と書いています。

まさに「百聞」は一見にしかず、そして百見 も「一験」にはしかず、だと思います。

しかしながら一人称の死（自分の死）を体験した方は、皆さんあ

ちらの世界に逝かれてしまいますから、この世には存在しておられません。生きている限り一人称の死は体験不可能です。したがって、二人称、三人称の「看取り」から学ぶしかないのです。しかし、最近は医療従事者にさえ、貴重な看取り体験が業務・出来事として、川の表面に浮かぶ一粒の泡のように流れていく傾向があります。これを少しでも防ぐために、一人称の死、自らの死の一部を垣間見る目的で、医学生や看護学生のために作られた『死の体験授業』あるいは『死の体験旅行』などといわれる教育プログラムがあります。

東京都小平市ケアタウン小平クリニック院長の山崎章郎先生も『死の体験授業』(2015年)という題名でサンマーク出版から著書を出版されていますから、「ああ、知っている」という方もおられると思います。私の場合は、コロラド州ラリマーカウンティーホスピスの看護教育プログラムを日本医科大学岩井美詠子氏らが改変したものを参照して始めました(『第Ⅵ章エピローグ「死の模擬体験ワーク」について』で詳しく述べています。)が、その後多くの医療施設や教育機関で試行し、患者さんやご家族からお聞きした言葉や遺族の話などを取り入れて、私なりに工夫したオリジナルバージョン(Original Version)で行いますのでお付き合いください。

もし、震災体験などで辛い体験をされている方などがおられましたら、途中で中止しても構いません。しかし、他の方の様子を見ているだけでも良いので、そのまま自分の席に留まって静かにしていてくださると助かります。

第Ⅳ章　ワーク（Work）の実施

§ ワーク -1 のための準備

16 個のマス目を引いた紙とペン、未使用の官製はがきを用意しておきます。読者の方も紙とペンを用意して実際にやってみてください。会場でのワークには及ばないにしても、活字でも思った以上の臨場感があるはずです。

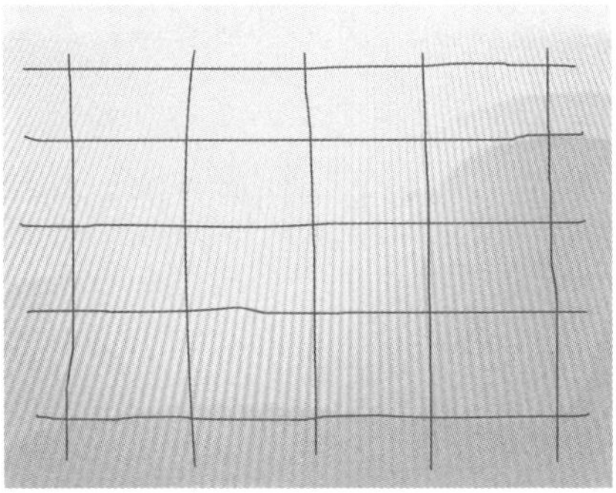

図 8

配布した資料にある A4 判の紙に縦横 5 本の線を引いて 16 個のマス目を作ります。はがきは後で使います。

これからマス目それぞれに一つの単語を書いて 16 マス目すべてを埋めていきます。まず、自分にとって大切だと思われる物質的な物を四つ記入します。持ち運びできる物とは限りません。例えばローンで購入した家や土地そして車、もちろんお金もクレジットカードも OK です。ともかく「物」ですね。並べて書いても、バラバラのマス目に書こうが、それは自由です。その辺はこだわらないでください。

次に生物（イキモノ）—人間以外の命のあるもの、動物や植物で大切なものを三つ記入します。動物ならばペットの犬や猫、金魚や鯉を飼っている人もいるでしょう。植物ならば、バラとか桜とかいう方も居られると思います。生き物で三つ思いつかない方は、北極星とか蔵王など自然にある物を加えても構いません。但し空気とか水など、無くなると直ちに生命の維持に関わるようなものは除外します。

続いて大切な活動を四つです。音楽、絵を描くこと、カメラ、スポーツ、ショッピング、ボランティア活動、散歩、中には仕事という奇特な方もおられるでしょう。なんでも結構です。あなたにとって大切な活動を四つ記入してください。

普段、こんなことを考えたこともないでしょうから、意外に難しいと思います。

最後に大切な人を５人です。家族とか友人という書き方でなく、妻や長男などと具体的に描いてください。友人も固有名詞でお願いします。大家族の方には申し訳ありませんが５人までです。また、微妙な所ですが、ここでは生きている方に限らせていただきます。

物質的に大切な物を四つ、生き物・自然で大切に感じるものを三つ、大事な活動を四つ、大切な人を５人、それぞれ書き込むと16マス目全部が埋まるはずなのですが、16項目全てを書いてマス目を埋めたでしょうか？（書き終わるまで充分時間を取る）

書き終わったら、軽く目を閉じ、ゆっくり静かに呼吸して、体の力を抜いて、リラックスしてください。

§「ワーク－１」開始前の環境作り

1, 部屋の灯りを落とします。
筆記作業があるので記入する字が見える程度の明るさは必要
（厚地でない布製のカーテンを閉めた程度の明るさ）

2, 音楽（BGM：background music）を流します。

3, 静かな落ち着いた雰囲気になるように私語を慎み、静粛さを保つようにします。

§「ワーク－1」の開始

これから私が話す物語に耳を傾けていただきますが、この物語はあなた自身の物語として聞いてください。もしどうしても状況や設定が合わないときには、身内の方に起こっている話として聞いてください。

あなたは、夕食の時に何となく胃のあたりに重苦しさを感じます。それでも、このところ年金のごたごたなどに親の法事も加わってストレスの多い日が続いて、食事も不規則だったので気にしないようにして、とりあえず自宅にあった胃薬を服用します。

しかし、数週間たっても重苦しさだけでなく、心なしか、食欲も落ちはじめました。「ダイエットにはちょうどいいかも」などと考えていたあなたも、１か月が過ぎる頃から、油物を食べるとむかつきを覚えるようになり、さすがに心配になってきました。

そこであなたは、近所の消化器内科で、採血と胃の検査を受けることにします。

「軽い胃炎ですよ」くらいの言葉を期待して、お医者さんの前に行きます。
お医者さんは、あなたが来たのに気付かず、パソコンの画像を見ながら何やら難しい顔をしています。これまでの疑心暗鬼も加わって胸の鼓動は一気に高まり、あなたは不安を募らせます。
看護師さんに促されて、あなたの方を向いたお医者さんは「多分、私の思い過ごしだと思うのですが、一度、大きな病院で、詳しく検査してもらいましょう」
それを聞いた途端、あなたの中で、何かがはじけてこわれたように感じました。

あなたの人生において大切なものを失います。あなたが失ったと思われる項目、あるいは失わざるを得ないと思われる項目を一つ選び、斜線を引くなどして消去してください※。この場合の順序ですが、より大切だと思うものを後に残しておくようにしてください。

※ワークの手法として「維持できない」「失う」「これまでできていたことが不可能になる」「会えなくなる」「お別れする」などの表現として、言葉としては不適切ではありますが、「削除」や「消去」といったパソコンの言葉を使用させていただきます。

今日は大学病院の診察日です。
大学病院を予約してから検査を受けるまでの数日間に、あなたはだんだんと心配になってきていました。
待合室に居る時、あなたは自分の神経が過敏になっているのに気が付きます。

マイクの呼び出す声、待合室のひそひそ話、時計の音、置いてある雑誌、椅子の汚れなどの一つ一つが、ひどく気に掛かります。
あなたの名前が呼ばれました。その途端、何かにはじかれたように急に動悸がするようになります。内視鏡検査が終わっても、動悸は治まらず、あなたは「大丈夫、大丈夫だから」といくら自分に言い聞かせても、悪いことばかり考えてしまいます。
先生は「軽い胃炎がありますが、それより胃壁の皺に少し気になる所があります。念のためにCTとMRI検査をしたいのですが、1週間程おまちください」と言います。
気のせいか心持ち先生の顔付きは厳しく、言葉も、素振りも、いちいちあなたを不安にさせます。そして、その段階で、あなたは、また何かを失ったように感じます。

あなたが失ったと思われる項目、あるいは失わざるを得ない項目を二つ選び、斜線を引くなどして消去してください。

働いている時には忘れているのですが、食事をするとすぐ胃が膨れた感じがし、ゲップが出たりすると悪いことばかり考えてしまいます。
家族はもちろん、病院で精密検査を受けたことを知った親戚や友人たちも、あなたを気遣ってやさしい言葉を掛けてくれたり、励ましてくれます。
でも、あなたは、「入院するようなことになったら、どうしよう。お父さんは、家事はまるっきり駄目だし、お嫁さんは子どものことでいっぱいだし」と夫の心配に加えて、「手術なんかしたら、以前のように食事ができるんだろうか、食いしん坊だから辛いだろうな」「もし、悪性の病気で、死ぬようなことになったら・・・」など悪いことまで考えるようになります。

毎日、時間の流れが、とても遅く感じられます。
昼間は何かと紛れるのですが、夜は布団に入ってもなかなか眠れません。あなたは、あなたの人生と大切な家族のことを考え、思わず涙をこぼし、枕を濡らします。

また失ったと思われる項目、あるいは失わざるを得ない項目を二つ選び削除してください。

明後日に問題の検査結果が分るのだと思うと、昨夜は殆ど眠れませんでした。
周りの人に対しては、気を遣って元気そうに「大丈夫だから」と言いながらも、内心は心配で心配で、たまりません。

1日前の午後2時に電話が鳴りました。
「急でごめんなさいね。先生が、直接お話があるそうなので、出来たらご主人も一緒に、今日の3時半に病院に来ていただけますか」と大学病院の看護師さんからでした。

「どうして早まったんだろう」
「どうして電話では何も言ってくれないんだろう」「どうして主人も一緒なんだろう」
考えれば考えるほど不安はますます募ります。

> あなたは、家族にあきれられるほど、もたもたしながら病院に行く支度をします。そして最近、背中に抜ける重苦しい痛みを感じるようになったことに気が付きます。

あなたが失ったと思われる項目、あるいは失わざるを得ない項目を一つ選び削除してください。

> 午後の病院は静かで、待合室で待っていると時計の音だけが気になり、また殺風景に感じます。背中が冷えてぞくぞくします。
> あなたの名前が呼ばれます。診察室に入ろうとしますが、口の中が乾いて、舌がこわばり、返事もできません。体は震え、動悸は激しく、思うように動けません。様子を察した看護師さんが、そっと背中に手を添えてくれました。
> 診察室で夫と共にあなたは丸い椅子に座ります。
>
> 「まことに言いにくいことですが、○○に腫瘍があります。残念ながら、かなり進行した状態だと思われます」
> その後は頭の中が真っ白になって、先生が何を言ったか覚えていません。それでも「手術」「放射線」「抗がん剤」といった言葉が断片的に耳に残ります。そして隣に居る夫の顔が青ざめて引きつっていくのが解りました。しかし気が弱い夫をおもいやる余裕は全くありません。
> 病院に来る前は「悪いことを聞いても大丈夫、私はいざとなると強いんだから、私がしっかりしていなければ・・・」などと思っていましたが、今は、悲しみ、恐怖、孤独、喪失、不安

という言葉が、現実味を帯びてきました。

また、失ったと思われる項目、あるいは失わざるを得ない項目を二つ選び削除してください。

手術が終わり、１週間が過ぎました。

先生からは「手術は成功しました。しかしリンパ節の一部に怪しいところがあるので、抗がん剤の治療を受けてください」と、言われました。

回復期間を含めて３か月間、パートの仕事も休むことにしました。上司は「後のことは心配しないでいいから、十分に治して、元気になって戻って来て頂戴。待っているからね」と言ってくれましたが、何かもう要らない人間のように感じてしまいます。

家族や友達、近所の人たちも、こまめに声を掛け、こまごましたことを助けてくれるようになります。しかし、全てが以前とは違って見え、この数週間であなたの人生が確実に変わってしまったことに不安を感じます。

手術から３か月が過ぎました。

家族は今までどおりの生活を続けているものの、何かに付け涙ぐみ、些細なことでイラつき、すぐ口論を始めます。

手術の時にはあなたの支えになってくれた友人やパート仲間たちからは、どういうわけか音沙汰がなくなります。たまに来てくれても、目をそらしたり、すぐ席を立ったり、何故か、あなたを避けるようになりました。

患者さんにとって安易な激励は残酷ですし、善意も辛いものです。しかし、回避されるようなそぶりは、たとえ気遣いでもそれ以上に体にも心にもこたえます。

もしかしたら、私が痩せたからかもしれないと、久しぶりに大きな鏡で自分の姿を見て「ぎょっ！」としました。
私は“がん”で死ぬかもしれないと、あなたは鏡に映る痩せ細った自分に向かってボソリとつぶやきます。
やつれて見えるのは私、ざらざらの私の肌、わずかに残った髪も枝毛ばかり、これからどう変わっていくんだろう・・・。
とめどなく涙があふれ落ちてきます。

そしてある日、白い洗面台にみつけた小さな傷が、抜け落ちた自分の睫であると気づいたとたん気が遠くなり、腰が抜けるとはこういうことかと思いながら崩れ落ちていきます。

あなたは、さらに痩せて、泣くことが多くなります。
体は疲れやすくなり、ありとあらゆる行動が難しくなって、自分の人生が自分のものではなくなったような気がしてきます。大切にしてきたものがさらに失われたことにあなたは気づきます。
あなたは変わりました。

あなたが失った項目、あるいは失わざるを得ない項目を一つ選び削除してください。

さらに数か月が過ぎました。あなたは自分の病気が良くなる

> どころかさらに悪くなっていることに気づきます。
> 　今日、あなたの主治医から「できるだけのことをしましたが、これ以上は・・・」と告げられました。そして、すべての治療が中止され、緩和ケア主体の対応に切り替えられることになりました。これまで、お医者さんも看護師さんも「辛くとも頑張って治療しましょう」というばかりで、「治療が出来なくなった時にどうしたら良いかなんて一言も教えてくれなかったじゃないか。それなのにいざとなったら見放すんだ。病気が見つかってから、治すことばかり考えて頑張ってきたので医学にも見捨てられた」と思うと途方に暮れるばかりで、涙さえ出ません。
>
> 　あなたは１日の大半をベッドの上で過ごすようになります。
> 　もう１人ではトイレに行くこともできなくなりました。
> 　家事とパートの仕事をてきぱきとこなし、暖かい陽射しの中、預かった孫と一緒に川沿いの土手を散歩していたことが、まるで夢のようです。
>
> 　スマホのメールを打つことさえもできなくなりました。
> 　窓からはどんよりとした曇り空が見えます。
> 　遠くに住む親戚や友人が頻繁にあなたを訪れるようになり、あなたは自分の死がゆっくりと、しかし確実に近づいていることに気付かされます。

　あなたの人生において大切なものを、また失っていきます。失った項目、あるいは失わざるを得ない項目を二つ選び削除してください。

　ここからはこれまでにもまして大切なことを諦めたり、お別れしたりすることとなります。思いを込めて削除してください。

寒さの厳しい朝の回診の時、「明け方に体が冷えて痛くて目が覚める」と訴えると、あなたの主治医は痛い場所も様子も聞かず“痛み止め”を増やしていきました。

あなたは常に眠気を覚えるようになり、朝晩の区別がつかなくなります。時には夜中に目が覚め、自分は生きているのか死んでいるのか、解らなくなりました。

定期的に行われる床ずれ予防の体位交換と、業務的に行われるおむつの交換は、あなたに痛みと苦しみを与えます。痛み止めの麻薬のせいで、ぼんやりとしていても体を抱えられただけで、悲しいことにその人の技量だけでなく、気持ちまで解るようになってしまいました。

「いったい私がどんな悪いことをしたんだろう」
「皆の迷惑になって生きている意味があるんだろうか」
「私が死んだら、みんな私のことなんて忘れてしまうのだろうな…」

あなたにとって生きていることの意味が分からなくなります。

あなたが失った項目、あるいは失わざるを得ない項目を二つ選び削除してください。

「これまでありがとう。これでさようならなの」と大切な人やものとお別れしてください。

ある朝、あなたは目覚めますが、今が、朝なのか夜なのかわかりません。それでも遠くの方で鳥が鳴いているのが聞こえます。
周りで家族があなたの名前を呼んでいます。
あなたはかすかに首を振ります。
あなたの息は乱れ、呼吸困難になりますが、不思議とあなた自身は苦しさを感じません。
無意識のうちにも、今日が、自分にとって最後の日になるだろうと思います。

「これまで本当にありがとう。さようなら」と思いを込めて、あなたが失った項目、あるいは失わざるを得ない項目をまた一つ選び削除してください。

その後、あなたは深い眠りに就きます。
あなたは柔らかな雲のようなものに包まれ、自分がどこに居るのかさえも、わからなくなります。
私は、まだ生きてるの、それとも、もう天国にいるの、でも、何もわからない。

ここでゆっくりと息を吸い、そして吐き出してください。そして、最後に残った二つの項目を一気に削除してください。

もう一度、ふかーく呼吸をしてください。
これがあなたの最後の一息です。

今、あなたは、亡くなりました。

姿勢をまっすぐにして、深―く息を吸って、そして吐き出してください。静かにゆっくりとした呼吸を続けてください。

一息吸うたびに、「私は生きている、元気で生きているんだ」と、自分に言い聞かせてください。

あなたの健康なエネルギーを体全体で感じてください。

あなたは、今、生きています。

あなたは、家に帰れば素晴らしい家族や大事な人が待っています。

今日、○月△日、この日をどんなに生きたくても生きられなかった人も居ただろうに、あなたは１人の健康な人間として、ここにいる皆さんと一緒に存在しています。共に生きていることを喜び合ってください。

そして、胸を広げるようにしてもう一度大きく深呼吸をしてください。

これで、あなたの死の模擬体験ワークは終わりです。

§「ワーク－２」を追加

皆さんが動揺されておられるのを十分理解した上で、もう一つワークを追加します。

ここではがきを使用します。最後にお別れした２人のうちいずれか１人を選んで、はがきの宛名にその方の姓名を書いてください。

そして裏側には、「もし今日ここで亡くなってしまうのなら、これだけは言っておきたい」ということを書いていただきます。

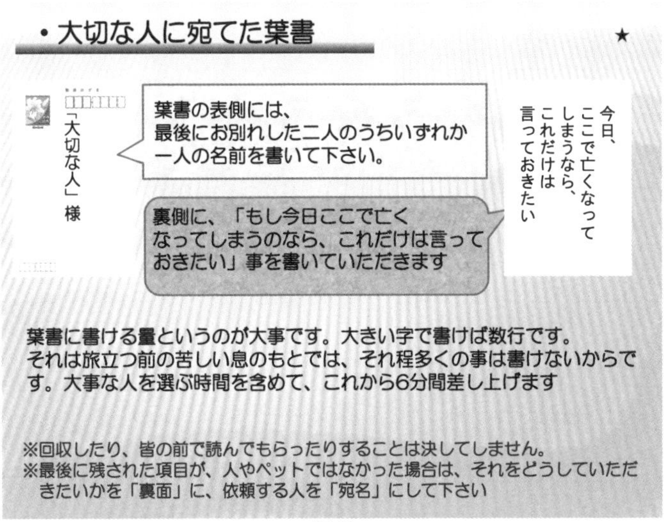

（図9）

はがきに書ける分量というのが大事です。

大きい字で書けば数行です。それは旅立つ前の苦しい息のもとでは、それ程多くのことは書けないと思うからです。

1985年8月12日、御巣鷹山に墜落した日本航空123便で犠牲になった方が、手帳などに最期の言葉を残していましたが、記入できた時間はおよそ5分だったといわれています。

ここではがきを出す「大切な人」を選ぶ時間を含めて、6分間時間を取ります。

はがきを読ませたり、回収するなどのプライバシーを侵害するようなことは一切しませんが、必ずなにか書いてください。

第Ⅴ章　ワーク後の補足説明

§ 亡くなる時に怖いモノ

「死の模擬体験」というけれど、実際に死ぬ時って、このワークのような喪失感ばかりじゃないよね、むしろ体の苦痛の方が大きいんじゃない。そんな声が聞こえてきます。

そこで一つの資料を紹介して答えとさせていただきます。

アメリカのオレゴン州などでは、患者の要請により医者が致死量の薬を処方して患者に渡す、自殺幇助という安楽死の方法が1997年に合法化されました。

自殺幇助法案が可決される時、懸念された事項は、十分な緩和ケアを受けていない人など、弱者切り捨てが起こるのではないかということでした。

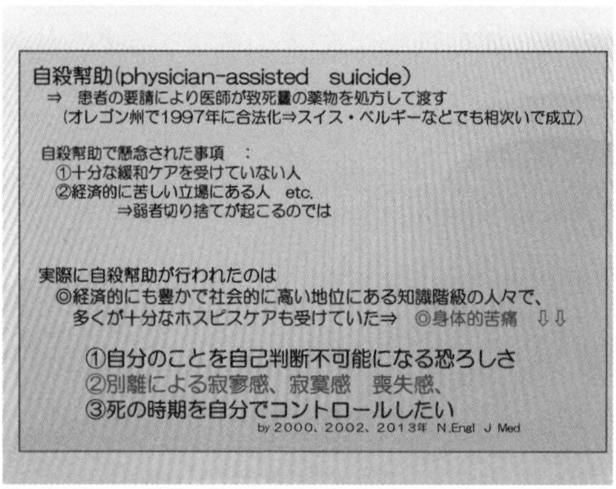

自殺幇助(physician-assisted　suicide)
⇒　患者の要請により医師が致死量の薬物を処方して渡す
(オレゴン州で1997年に合法化⇒スイス・ベルギーなどでも相次いで成立)
自殺幇助で懸念された事項　：
①十分な緩和ケアを受けていない人
②経済的に苦しい立場にある人　etc.
⇒弱者切り捨てが起こるのでは
実際に自殺幇助が行われたのは
◎経済的にも豊かで社会的に高い地位にある知識階級の人々で、
多くが十分なホスピスケアも受けていた⇒　◎身体的苦痛　⇩⇩
①自分のことを自己判断不可能になる恐ろしさ
②別離による寂寥感、寂寞感　喪失感、
③死の時期を自分でコントロールしたい
by 2000、2002、2013年 N.Engl J Med

(図10)

しかし、実際に行われた自殺幇助の追跡調査によると、多くの人がホスピスケアを受けていました。

さらに、自殺に踏み切った理由は、身体的苦痛ではなく、①自分のことなのに、自己判断不可能になる恐ろしさ　②別離による寂寥感、寂寞感、喪失感、　③死の時期を自分でコントロールしたいという結果（Sullivan.AD：N Engl J Med 598 − 604、2000）で、喪失感は亡くなる時の想いとしてはかなり重要な要素になっています。その後、2002、2013 年に行われた同様の調査でも同じ結果でした。

§「大事さ」の優先順位

大きな病気や東日本大震災で命に関わるような体験をされた方は、それまでの人生で考えていた「大事さ」の優先順位が変わり、自己中心的考えから利他的になったということをよく聞きます。このような現象に関しては、ドイツのミュンヘン大学で心理療法にも精通しておられる精神科医のマーティン・フェッグ（Martin Fegg）教授が言われた「死に直面する人は（宗教や病気の種類を問わず)、本当に大切なものは何かということ（価値観の優先順位、大切さの順序付け）に気づき、多くの人は利己的ではなく利他的になる」という言葉が源ではないかと推察しております。

いずれにせよ、「論より証拠」で私も同じような現象を経験しております。

在宅医療へ移行するための、患者さんもご一緒の退院調整会議の席上での話です。患者さんが悲しそうな顔で、「帰りたいんだけど、孫が受験だから、迷惑になるといけないと考えると帰れない」と言いました。息子さんご夫婦（特にお嫁さん）も、娘の大事な受験のためには仕方がないという感じでした。そこで、「ともかく一度お子さんの意見を直接聞いて、それから決めましょう」と息子さん夫婦を口説きました。

帰宅後、「おじいちゃんは、もうあまり長くないけど、お前の受験勉強の邪魔をしたくないから我慢するって」、それを聞いた中学生のお孫さんは即座に「受験はまたできるけどおじいちゃんとは今しかお家で一緒に過ごせない。だから帰ってきてもらって」と答えたそうです。

この言葉を聞いて、それまで受験最優先だったお嫁さんも「今、大事なことは何か」と、はっと気づいたと述べておられました。

§　死に逝く経過による悲嘆の種類と深度の相違

今日の講演の締めくくりとして、若かりし時の体験をお話して終わります。

仙台バイパスでのバス事故で、当時勤務していた仙台市立病院の救急外来に多くの人が運び込まれました。亡くなる方もおられましたが、その状況はがん患者さんなどの看取りとは全く違っていたのが強く印象に残りました。

その後も事故死や自死の患者さんに対応するたびに感じたのは、救急搬送され心肺蘇生術によって心拍が再開し、人工呼吸器につながれ、わずかの期間生き延びても再度心停止に追い込まれ死亡する、その経過自体はどちらも同じなのですが、病気で救急搬送されて亡くなられた人と事故死とは、何かが根本的に違っていることでした。

そして東日本大震災の時に気づいたことがありました。

「東日本大震災では、看取られることもなく逝った人、看取ることも出来なかった遺族が居た。そして、その遺体は異常に冷たく、痛々しかったという。

病院であれ在宅であれ、我々が看取ってきた人々は、とにもかくにも暖かな夜具に包まれ、畳やベッドの上で逝かれた。

看取る我々も夜露をしのげる屋根の下で米塩に事欠くこともない生活の中の出来事だった」。

無我夢中で過ごした震災直後、いつどのような時、何処で書いたかも定かではないのですが、私の手帳に書いてあった走り書きです。

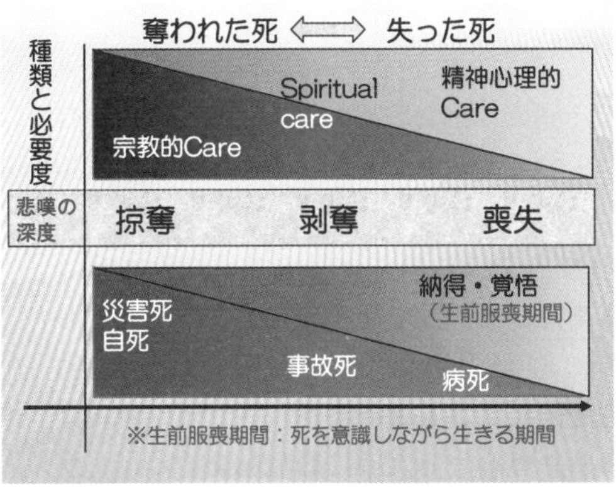

（図11）

全く感覚的なものですが、若かりし頃、バス事故の救急外来での対応経験以後、棘のように胸に引掛かっていたことは、失うことと奪われることの違いではないかと東日本大震災を契機に考えるようになりました。

がんなどの死は喪失体験ですが、事故死などでは剥奪された感じで、震災では掠奪体験をされたのではないでしょうか？

「死に逝く」経過により、患者・家族が体験する悲嘆の種類・深度が異なるのではないかと思っています。(図 11)

病院ではあらゆるタイプの死を扱います。しかし医療従事者が対応できるのは喪失体験まででしょう。

実際には、奪われた死にならざるを得ない場合もあると思います。しかし、その中には喪失体験でとどめられる可能性をもっていながら旅立たれてしまう場合も少なくないと思うようなりました。

それは、死を意識しながら生きる期間の長さと質（深さ）に左右されるように考えています。何故ならこの期間は逝く人には終末期、看取る人には生前服喪期間になるからではないでしょうか。

《ノート》

この期間に、逝く人の「覚悟」と看取る人の「納得」を育くむことができれば、親しい人の死を喪失感でとどめることができるのではないでしょうか。

詳細は省きますが、抗がん療法、特に化学療法の進歩は著しく、がん治療に関して「まだまだいけますよ」といって漫然と治療を継続し続けることを、「引っ張り治療」（淀川キリスト教病院の名誉院長柏木哲夫先生）というそうですが、引っ張り治療による「ゴムパッチン現象」も見られるように思われます。がんが治ると信じた患者・家族が無知なのか、信じ込ませた医者が悪いのか、いずれにせよ治ることしか前提にない闘病生活をしてきたので、「死」が完全に無視されている、死ぬことはアウト・オブ

“眼中”の状態にあるということです。

「周死期」、死に向かって歩む時期（dying process）に時間的余裕がないため、限りなく急死に近い「準・急死」のような状態で旅立たれることも少なくありません。急死に近くなればなるほど、遺族は喪失感ではなく剥奪感に苛まれるのではないでしょうか。人の死を喪失感にとどめるのも「周死期」に携わる、医療・介護従事者の大きな役割だと思います。

第Ⅵ章　エピローグ

§「はがき」に記載された言葉

現職の看護師や介護福祉士の方々に匿名かつ自由意思で、この模擬体験のはがきのコピーを何枚かいただきました。

はがきに書かれていた文章は、長短さまざまでしたが、そこにあった言葉のベスト３は、「ありがとう」「ごめんなさい」、そして「さようなら」でした。皆さんも多分同じだったのではないでしょうか？

これ等の言葉は期せずして、最も美しい日本語として選ばれた言葉の上位にランクされた言葉と同じでした。

※ NHK で以前、各界の指導者的立場にある 350 人に対し、「美しい日本語」についてのアンケートをとったことがあります。852 の言葉の中から、以下の言葉が、ベスト 10 に選定されました。
「ありがとう」「さようなら」「はい」「すみません（含：ごめんなさい）」「おはようございます」「さわやか」「いらっしゃいませ」「おやすみなさい」「どうぞ」「いいえ」

現在、「終活」が取り沙汰されていますが、現代の日本では何かきっかけがないと「死」について家族や親しい方々と話せる状況ではありません。どうかこのはがきを導入材料として、家族や知人と「死について」話し合う機会を作ってください。もちろん実際に使えるはがきですから、住所を記入して投函されても結構です。但し、いきなり、こんなものが届いたら、相手の方はびっくりされますから、前もって宛先の方には、「市民講座で変わった医者が来て、こんなものまで書かされたんだよ」などの事前連絡を必ずしておいてください。

これで私の拙い話を終わらせていただきます、長時間にわたって、いろいろとお付き合いいただきありがとうございました。ご清聴を感謝いたします。

§「死の模擬体験ワーク」について

「死の体験旅行」「死の体験授業」などとも呼ばれるこのプログラムの起源については諸説あり、その一つが“Death Simulation Game”としてのアメリカの聖ビンセント・ホスピスのディック・レンツ牧師によって作成され、1986年に初めてブルーミントン大学の学生に実施されたと言われています。その後、多くのホスピスや大学が原案を基に個々に自由にオリジナル版を作成して、スタッフ教育などに用いています。今回の「死の模擬体験ワーク」は日本医科大学看護部の岩井美詠子氏が日本の医療状況に合うように、名称も改変した版を基にしています。

《ノート》

私が同型のワークを初めて聞いたのは、当時勤務していた八戸看護専門学校で特別講師として招聘した、福島県郡山市の坪井病院の看護師戸室真理子さんが、特別授業として講義してくださった時です。

講義後、ワークに使用する音楽や原稿の雛(ひな)型などのコピーもいただきました。いわば戸室さんは「死の模擬体験ワーク」の師匠

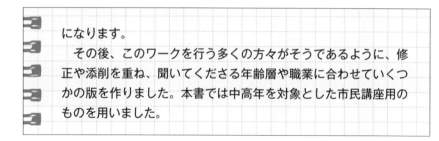

になります。
　その後、このワークを行う多くの方々がそうであるように、修正や添削を重ね、聞いてくださる年齢層や職業に合わせていくつかの版を作りました。本書では中高年を対象とした市民講座用のものを用いました。

2　意見・感想の拝聴と質疑応答
会場での質疑応答編とアンケート用紙編

会場での質疑応答はありませんでした。

配布したアンケート用紙による意見拝聴と質疑応答

アンケート用紙の質問とお願い

A)「死の模擬体験（ワーク-1）」に対する感想・批評など

B)「官製はがきの使用（ワーク-2)」について感想・批評など

C) ご質問があれば是非書いていただけるとありがたいです

A)「死の模擬体験（ワーク-1）」に対する感想・批評など

§ 講義・研修としての評価

▹ 初体験・不思議な体験

- このような講義体験は初めてですが、研修でこれほど気持ちが揺さぶられたことはありません。良かったと思いました。
- 「死の模擬体験」というのが、まさかこのようなことをするとは思ってもみなかった。自分なりにショックだった。
- 思っていたより悲しくなく、安らかなものだと思った。死の直前よりも失っていく過程が辛いんだと感じた。
- 普段の生活では深く考えたことのない内容について考える時間となりました。心が洗われるような気持になりました。
- 家族を持ってから、特に子どもを持ってから、自分の死について時々考えるようになりました。病気をしたこともあり、日常が当たり前ではなく、普通が幸せだと思うようになりました。残された家族のことを考えさせられる体験でした。
- どんな感じだろうと思って参加しましたが、とても苦しく辛いものでした。死を受け入れることは難しいことです。
- 「死」について積極的に向かい合うのは難しいが、家族で話し合い、本人の意向を第一に考え、自然な死を迎えられるように「静かな努力」をする必要がある、と思いました。
- 日本人には、「死」の話がタブーという家族が多く、今日のような体験ワークはぜひ必要だと思います。

▶市民講座に限定せずに

・一般市民への啓発講義としても大事だろうが、学生主体で中学生や高校生（１年生）などに行うといじめ防止になるのではないでしょうか。

・死に直面することがない人々が多くなった現在は、自分と向き合う「死」を考える良い機会となると思います。若い人には「命の授業」よりも、死について学ぶ「死の授業」の方が大切だと思う。

・今まで何回もこの様な講義を受けたことがありましたが、今日のお話が最高でした。ぜひ医療現場の医師たちにも話してほしいと思いました。

・最後の項目は何が残るだろうと思いながらも、自分では予想していました。そして残った二つのものがあれば、日々の生活に必要なものはそんなに無いのだということも実感しました。とても良い講義だと思うので、今の子どもたちは身近な死を体験することも少ないので、このような体験をさせることも必要だと思いました。

§ 死ぬということについての模擬体験に

◇「一人称の死」の模擬体験になった（自分の死として感じた）

・亡くなるとはそういうことかと重く感じることができた（大事なことを失う、普通の生活ができなくなる）。

・本当に自分のことであるかのように思い、とても悲しくなりました。最後の別れ、子ども２人のうち１人を選ぶのが辛かった。
・「死」を体験することはできないが、「模擬体験」できることを初めて知った。人の想像力は自分が考えていた以上に有能で、想像以上の「死」を身近に感じたように思う。
・私自身は若く、死を考えたことはありませんでした。自分の死を考えた上で、残された人を考えると涙が出てきました。死を考えることは、今後の人生をより良いものに変えると思う。
・常日ごろ「死ぬのは苦しくて辛いんだろうな」とは思っていたが、 模擬体験をしてみて、その気持ちが一層強くなった。死にゆく時ってこんな風になるのかな。きっと身体は想像以上に辛いのだろうなと思うと涙が出ました。
・他の人の死を第三者として見てきた経験はあっても、自分の死を考えたことがなかったので、新しい視点からの良い体験になりました。
・自分がどのようにして「死」を迎えたいかを、改めて考え直した感じだった。私は欲が深いので、何も失くすつもりもないし、誰とも別れない。何と言って死ぬか…も考えていた。でもできるのかなあ…。と不安になった。
・自分が死ぬということを、今まで考えようとしたこともなかった。死の模擬体験をすることで、死ぬとはどういうことか少しだけだけどイメージできた。大切なものを大切にしよう。

・一つずつ失っていく気持ちを、実体験のように感じることができました。逝く人の立場で、自分自身の身近な物事に目を向けて考える機会は初めてでした。
・ティッシュを用意していただきありがとうございました。模擬体験をすることで何が大切なのか、そして、残った時間をどのように過ごしたらよいか、在宅か病院か、あるいは治療するのかしないのかではなく、最期にどのような形で臨むのかによって、最期は思い残すことのないような選択がしっかりとできるような体制や支援が必要だと思いました。
・すごい。こんな体験ができるとは思いませんでした。はがきを書くとき涙と鼻水が止まりませんでした。ティッシュの持参は正解でした。
・「死の模擬体験」というよりも、終わった今は「生きていることへの感謝」の方が大きい。

◇二人称の死としての模擬体験
・自分が死ぬことよりも、身内が今日の模擬体験のような気持ちを感じながら亡くなっていくのを怖いと感じました。
・大切な人とのお別れがリアルに感じられて、本当に悲しくなりました。実際に亡くなる方の想いはこれだけではないと思いますが、少しでも気持ちに近づけたのではないかと感じました。

・3年前に母を亡くしました。最期の2か月は話すこともままならない状況でした。どんな思いでいたのか、今日の模擬体験で少し感じることができました。
・大切な物や人を失うということを、真剣に考えたことがなかったので、今回の体験は、最後までやり切るのはとても難しかった。失うことを想像体験するだけでも、こんなに辛いのだと感じました。患者さんや自分の大切な人の看取りに関わるときの心持ちが解る気がしました。

◇三人称の死としての模擬体験になった
・とても分かりやすくて良かったです。両親を含め高齢者の方の介護について非常に考えさせられました。今後の仕事や生き方に、今日の体験はいかせると思います。
・完全とは言えないまでも、だんだんと死に向かう人の喪失感を感じることができた良い体験でした。大切な人と別れなければならない現実は本当に辛いものだが、誰にでも訪れる「死」を考える上で大切なことだということが分かった。
・順序だてて経過を自分のモノと見立てて体験し、周りの人の態度の変化など、現実のように実感し、病を得て死にゆく人はこういう心境なんだなと感じることができた。死への恐れは痛みなど体の苦しみが主だと考えていたが、そうではないと思った。

◇「人称」が変化していった

・物語の前半は自分から見た他人の死「三人称の死」としての自分がいたが、後半は私自身が亡くなって残された者（遺族となった家族）への心配へと変化したのを自覚しました。看取る側の視点（立ち位置）の変化に驚きました。

§ 大切さの優先順位を考えさせられた

・初めての「死の模擬体験」でした。短い時間の中でとっさに出てきた言葉は“本心”が現れたと思いました。やはりあの人か、あれが大切に思っている事柄かと自分を見つめ直すことになりました。

・話が理路整然としていてわかりやすかった。お陰で、漠然と大事なことだと考えていたものが具体的になり、最後に残しておいたのは意外な人でした。

・自分の人生にとって何が大切なのか、これから与えられている命をどう生きていけば良いのかを、改めて考える良い機会になりました。生と死は必ず向き合わねばならないことだと思います。ただ死を恐れるのではなく、生きる意味を考えることと関係していると思いました。

・不思議な体験でした。これまで大切なものや大切な人を改めて考えてみたことも無く、選んで消去していく中で最も大切な人は家族であることも再確認できました。

・初めての模擬体験で、自分にとっての大切な人、モノを確認しました。大切な人を思う心、改めて大切な存在、感謝の気持ちを感じることができました。命の重さ、大切さを改めて考える機会になりました。

・自分の中でお金のランキングがこんなにも低いとは思わなかった。これまで何を頑張ってきたんだろう。

・「大切な○○」と言われて、何も思い浮かばない自分にびっくりしました。これから生活を見直します。

・本当に大切な物、大切な人について考えて知ることができて、大切だと思っていたことがそうでもなかったとも知ることができました。

§ 医療・福祉関係者と思われる方の感想など

・大切なものが無くなっていくという、マス目の削除という手法で目に見えて喪失感が体験できた。とても重いものがある。52歳のターミナルの女性を担当することになり、改めて覚悟ができました。

・大切なものを一つ一つ失っていく辛さ、悲しみを感じました。改めて自分が看ている患者さんも、今日のお話の方と同じような感情を抱えて病院に来ているんだと思いました。こんな気持ちになった研修会は初めてでした。これからも患者さんと関わるので、大切なものを掴めたような気がします（気持ちだけですが)。

・初めての体験でした。自分が関わった患者さんも、こんな感じで過ごしていたのか、と感じ、医療従事者として何ができたのか、何をすべきだったのかを考えさせられました。

・「模擬体験でしょ」・・・という感じで参加したのですが、最後には、涙を流している自分に驚きました。だが、良い体験をすることができたと思います。今後、患者さんと接する時にもっと深く考えて仕事をしようと思いました

・新卒の看護師です。業務に追われる毎日で、患者さんも告知とかいろいろ大変だなとか、そんなことしか感じられない自分に対して「人としてもう枯れてしまった」と思っていた。多分「死」は怖いし重いから感じ取るのをやめているんだと思う。

今回のお話をきっかけに、終末期に向かっている人に対しても、変に事務的に接することがないように、できれば毅然と振る舞えるようになれればいいなと思う。

・最初に必要なモノの表を作り、だんだんと失われていくモノを消していくうちに、人間にとって何が大事かが分かってきました。それは健康です。病んでいる方の不安や痛みを和らげるようにしたいと思います。

・講義の中で、一つ一つの言葉から「命」の重さを感じました。私が知っている緩和ケアは名ばかりで，心電図、点滴、酸素

と普通の病棟と少しも変ってはいません。そうすると「看取り」って何だろうと考えてしまいます。

・病院での死を知るのは、モニターの画面を見ていて気付くこと。大切な人の顔を見るのは、モニターが死を知って、患者さんが亡くなった後からというのはすごく印象に残った。

・改めて大切なものに気づかされました。年齢的にも(自分の)死を考えるときがあるので、今日の体験はとてもジーンときた。

§ その他

◇模擬体験以外の部分で感じたこと

・死に対して「剥奪感」「略奪感」を感じるという言葉に、ドキッとさせられました。喪失に対するケア体験はあっても、剥奪感や略奪感を伴う死を意識して関わったことはないので、これからはきちんと対応していこうと思いました。

・2.5 人称の説明が不足、医療従事者だけに必要な視点なのか？一般の人にも重要な視点ではないのか。

・模擬体験の中で、亡くなる間際は苦しさを感じないと話されておられました。看取りの際、苦しさに対する心配・重圧感が強かったので、少し気持ちが楽になりました。

◇「死の模擬体験ワーク」の参加持続が難しかった

・自分は、震災でも、最近身内を亡くしたわけでもなかったが、それでも思ったよりも辛い経験だった。だから、そういう人たちにとってはとても辛い体験になったのではないでしょうか？

・私は、呼び名は違いましたが同じ内容の研修を受けたことがありました。その後、身内をがんで失いました。今回はお医者さんの講義ということだったし、テーマの名称が違っていたので参加しましたが、とても辛い想いをさせられました。
途中からずーと耳を塞いでいましたが、退室は（周りの空気を壊すようで）できませんでした。

B）「官製はがきの使用（ワーク-2）」について感想・批評など

§ ワーク1の直後、引き続いてメッセージを書くということについて

・自分の気持ちを表現し、形に残すことで現実感が強くなり、良かったと思いますが、辛かったです。涙が止まらず鼻水が出ました。

・（ワーク1）直後のワーとした感じをはがきに書くことによって、今生きている自分の今後を整理できたように思う。

・(はがきを書くことによって) 本当に死の予行演習をした感じ。これがあってこそ模擬体験だと思った。
・はがきを書く時に悲しみがあふれ、泣きそうなってしまったけれど「最後に最も大切な人に伝えたい言葉」を考えるのは新鮮な気持ちになる。はがきを書いて、大切な人に最後のメッセージを残すにあたり「○○しておけばよかった」と思う（思い残し）ことが解った。まだ死を間近に感じたことはないが、このような後悔をしないように何事も行動に移していきたいと思った。そうすれば最後に最高の人生だったと思えるのではないか。
・大切な人なのに、いかに日ごろ感謝を伝えていないかを実感した。
・今死んでしまうとしてという設定も、普通に聞いたら無茶ぶりもいいところです。それはそれでも、伝えたいことは山ほどありますが、そんなに多くは伝えられないというのは説得力があります。はがきに書けることという制限は、本当に書きたいことを厳選できるので、その過程自体が重要だと思いました。
・誰に最期に何を言いたいか考えた時、とても悩みました。こういうことは考えたことがなかったので。死を目前にした時に言いたい言葉が、美しい日本語と同じというのもびっくりしました。でも胸にジーンとくるものがありました。誰がこんな仕掛けを考えたんだろう。

・短い文章で伝えたいことを伝える、それだけでも難しいのに。死ぬ直前に一息で言える言葉を考えるのは至難の業でしょう。

・「臨終期の苦しい息の中でも伝えられる分量」というのが難しかった。その分、日頃から感謝の思いなどを言葉にしておくことが大切だと考えました。

・最期というのを意識して、誰にどんなことを伝えたいか考える機会が、実際の患者さんにもあるといいな。

・大切な人に改めて伝えたいことを書くなんて初めての経験。それも最後の最後の時なんて、ずいぶん悩みました。こういった機会を設けていただいて、改めて家族の大切さ、感謝を伝えられていないことに気付かされた。

・「死の模擬体験」の話の後、すぐにはがきのワークは辛かった。これをきっかけに最後に残すメッセージや最期をどうするかなど、家族と話し合ってみたい。

・悲しすぎて書けませんでした（泣いてしまうので）。でも何も書いてないこのはがきを持ち帰って死について家族と話します。

・あまりに辛く、書けませんでした。しかし、その趣旨は十分解りました。死を目前にすると言葉はおのずから絞られてくるというのもすごく理解できました。

・最後に何を書いたら良いのか、言いたいことがたくさんあるけれど、今までのことがフラッシュバックして何から書いて良いのか、ただ涙が出ました。

§ はがきの利用についての賛否

・あの状況で、あの時間で書くのは難しいと思います。その一方で後でゆっくりと冷静になって書くことを考えると、こちらはこちらで難しいだろうと思います。

・大きい字でもいいからと言われても、何を書いてよいか、なかなかまとめるのは難しいですが、はがきがちょうど良いと思います。

・はがきというバランスが良い。講話とはがきがペアになっていることが肝（きも）だと思います。

・人に贈る言葉ということを強く意識できるのでとても良いと思います。サイズ的にもベスト、書く量が少なく物足らなく感じるのは、逆に今後生きていく間に、言葉を尽くそうという気持ちになる。ここで満足できるはがきが書けるのはそれはそれで問題だと思う。

・自分自身が死を間近に控えた時に、大事な人に何を伝えたいかについて考えさせられます。確かに終末期には伝えたいことも多いでしょうが、それが難しいことも納得できます。そういう意味ではがきは良い大きさ、素晴らしいツールだと思いました。

・すぐにでも家族に渡したい気分になりました。はがきがいいです。しかも本物が。

・はがきの方が残す言葉をじっくりと選べて、余計な部分が削除されてまとまって書くことができるので良いと思う。

・本物のはがきだからこそ感じられる、リアル感が良い。

・はがきの量がちょうどよい。最期はそんなに多くのことを話せないので、何を言いたいか、集中的に考えさせることは大切だと思う。

・はがきだからこそ、最終的な気持ちの整理が出来るように思う。

・今回の講義時間には、書く量としてちょうど良い。

・最近の方は、はがきを書き慣れていないので先生の意図することが活かされないような気もします。

§はがきの利用（取り扱い法）について？

・このはがきは死について家族や知人と話すきっかけになってくれると思います。私は息子宛に書きましたので、今度帰省した時に会話を楽しみたいと思います。一緒に老後のこともネタにしたいと思います。

・手元に残しておいて、機会があれば、自分が辛い時に見直したい。

・良いと思いますが、これを知らない誰かに見られたらと思うとどうしたらよいか・・・。処分したくはないし、ちょっと困るかも。

・家族で「死」について考える材料にしたい。

・実際に、「死について」話し合うことは難しいし、はがきがきっかけになればいいなと思います。

・はがきを書いて終わりではなく、家庭内での「死の話」の材料にするという発想が素晴らしいと思った。でも今の私の気持ちではとても家族に見せられないので、見せられるようになったら2枚目のはがきを書いて、それと一緒に今日のはがきを見せようと思います。それまでは大事にしまっておきます。

§その他

・残した言葉はやっぱり、「ありがとう、ごめんなさい、さようなら」でした。

・はがきを書く相手で、すごく迷った。そのせいでイマイチパッとしないものができてしまった。きっともっと伝えたい人はほかに居たし、伝えたいこともたくさんあったのではないかと思った。

・最後には伝えたいことはたくさんあるけれど、多くは病院では辛くて言えないので、「ありがとう」とか「ごめんなさい」とかが、一番伝えたい言葉にならざるを得ないのではないでしょうか？

C．質問と回答

◆「人」以外の項目が残った場合

最後に残された項目が、人やペットではなかった場合は、それをどうしていただきたいかを「裏面」に、依頼する人を「宛名」にして下さい。

◆最後に残す人の人数についての再考

このワークを始めた当初から疑問や忠告があった事項です。実際に、今回の市民講座でも宛名の方を１人に決めるのに時間がとられて、肝心のことを記載できなったというご意見や、１人にするのが辛くて何も書けなかったので家族宛にする提案もありました。

伝統的な方法（米国のホスピスや、日本でも岩井美詠子氏や山崎章郎氏が行っている方法）では、最後に残すのは１人です（但し「死の模擬体験ワーク」の直後のはがきの記載は、必ずしも行われてはいないはずです）。そこで現職の医者・看護師さんを対象のこのワークを行った後に、レポート形式で最後に残す人数についてアンケートを取ったことがあります。

▷２人が良い

・２人を残すまででも、十分「死の模擬体験ワーク」になると思います。１人では究極の選択過ぎます。

・医療者なら１人でも耐えられるかもしれないが、市民講座では２人の方が救われる感じ、２人が良い。

・看取りの枕元には大勢いらっしゃるパターンも多いんじゃないでしょうか？１人相手の最小限のメッセージは厳しい。最後の言葉を残す相手を多くするか、残す言葉の量を増やすか、どちらかの規制を緩めたバージョンでのワークも試みられたらいかがでしょう。

▷１人が良い

・自分に一番大切な人に最期を看取ってほしいから。
・はがきのワークにつながるから、この段階で１人に絞り込む方が良い。
・子どもが多いので悩みますが、２人以上の時はむしろ１人に絞り込む方が良い。
・お話が終わるころにはごく自然に、最後に残す１人を決めておりました。
・はがきを１人に出すなら、１人の方が良いが、この消していく作業は結構来るものがあるから辛いかもしれないけれど。
・残す人数の問題ではなく消去・削除する時期によって異なると思います。

１人にまで絞り込んで「あなたは亡くなりました」の宣言の後にすべてを消去する方法が良いと思います。（その理由として）以前に同じような研修を受けた時には自分が死んだ後には（思いのほか悩まずに）一気に捨てられたからです。この経験から、死ぬことそれ自体ではなく、死ぬまで（生きていること）が苦しいのだと実感しました。

筆者の考え方と対応）：

東日本大震災前から「死の模擬体験」講義は行っておりましたが、震災の前後に関係なく、アンケートの答えを見ると、最後に残すのは１人、２人が良い派の割合はどの会場でもほぼ均衡していました。

大学生への講義の時には、伝統的な方法どおり１人バージョンで行っていた時代（東日本大震災から３年未満の頃）があったのですが、途中退席者が出たこと、また、傷つく人もいるような授業を必修にするのは問題があるという忠告がありました。それ以後は最後に残すのは２人とし、一呼吸置いた後に、はがきを書く段階で１人に絞るように修正し、それをそのまま踏襲して、現在に至っております。

◆かなりきつい内容なので、震災経験者や身内をなくされた方々への気遣いや配慮についての意見と提案

➢「模擬体験」ワーク事態にもっと配慮と工夫が必要

・前に研修で受けたことがあり、その思い出はいまだに強烈に残っています。それだけこの講義はインパクトが強いので、慎重に行う必要があると考えてください。

・照明を落とし、音楽も流し、かなりイメージに没入させる構

成になっているので（一種の催眠効果を利用）、大勢の講義形式ではリスクがあると思う。

フォロー体制（講義する先生１人ではなく、周りで見守っていて、異変に気付けるようにスタッフを配置する、部屋から出て休めるようにする）などの配慮が必要。小人数での実施か、開始前の参加の意志の確認をきちんとするような配慮も必要。

・そのまま席にとどまってと言われて耳を両手で塞いでも、声が耳から入ってきてしまう。

・いくら退席しても良いといわれても、あの雰囲気での途中退席は、私的には難しいと思います。

▷「人物」の削除、消去については再考が必要

・模擬体験とは思っていても、失うことが辛く、消すことができなかった。

・喪失する項目に×あるいは斜線を引くことに抵抗感が拭えない。※

・大切な物を削除するのも辛い想いでしたが、大切な人の段階で、×印を付けられなくなりました。消去法として「人」のことは消せなかった。もう少し心に優しい方法はないのでしょうか？※

・このアンケート用紙があり、模擬体験を途中でやめたくなる理由を書いて、（講師の先生）に読んでいただけることを良かったと思いました。

※伝統的な方法では、大切な物や人の名前を書いたカードやメモ用紙を破いたり、破棄していく方式もありましたが、人名の記載された紙を破くのに私自身が抵抗感を持ったので、現在の方法に変更しましたが、さらに考える必要があると思いました。
また、ある方から、「マス目に大切な物を加えていき最後に大切なモノをもって天国に行けるような方式を考えてください」と言われて、いろいろと考えたことがあるのですが、いまだに考え付きません。何か良いアイディアがあったら是非ご一報ください。

▶一方で気遣いは現状で良いという意見もありました

- テーマを知って会場に来ているのだから、気を遣ってもらっているということだけでよい。
- 開始前に、途中での中止 OK のメッセージがあるので、配慮に関してはあれでよいのではないでしょうか。
- 事前にもう少し心構えができているとよいのかなとも思いましたが、内容が解っていると迫力や魅力は半減してしまいますね。どのように感じるかは人それぞれなので、これでよいということはないかもしれませんね。

筆者の考え方と対応）：

教育現場で若い方に行う時には、現場の先生と相談して必修科目ではなく、選択科目にしてもらっています。退室が難しいというので涙対応を兼ねてティッシュを用意してもらっていましたが、若い人の場合にはスマホのイヤホンという方法もあるかもしれません。

市民講座では、集まる方々も大学の授業などとは異なり、他人同士が多く、退室にも大学の授業などのような遠慮や束縛もないと考えられます。また、アンケートの結果でも現状の配慮のままで良いというのが多数でしたので、講演中の声掛け（中止と、退室 OK）だけで対応しています。

追補）「死とはがき」について

毎週日曜日の毎日新聞の朝刊に「滝野隆浩の『掃苔記』」というコラムが掲載されています。

2021 年 5 月 9 日は「返信はがきを亡父へ」というテーマで、はがきを使った新しい葬送の形を提言しています。死の模擬体験に、はがきを使用している筆者には、本当の葬送に使用するというはがきがどんなものか見過ごすわけにはいかないと関心をそそられたので紹介させていただきます。

「昨年 91 歳で亡くなった父親の葬儀は、コロナ禍で、前の年に亡くなった妻のような葬儀はできない。葬儀も四十九日法要も身内だけの少人数で行った。遺骨は一周忌までは家に置いておこうと決めた。そうして娘たちは日々、線香を挙げて亡き父と語りながら考えた。『このままじゃ、かわいそうかも…』。

父親は生前はそれなりの要職に在って仲間は全国に居る。それなのに訃報を知らせていない。

・・・・中略・・・・

相談しながら次女はひらめいた『往復はがきを使えば！』年賀状印刷を手伝った時の父の住所録をもとに、喪中のはがきを送った。往復ハガキにしたのがミソ。『父との思い出やメッセージのご記入を』と依頼した。半数以上の人から返信があった。写真を多く使った追悼集ができた。往信はがきのQRコードをスマホで読み込めば、ネット上の同じ追悼集が読める仕組みにした。後半は（返信はがきで※）寄せられたエピソード集だ。

・・・・中略・・・・

はがきを使った新しい葬送の形。」

※カッコ内は筆者の加筆

シリーズⅠの「イチゴンさん」や日野原先生ご夫妻の２枚つづりの挨拶状、そしてシリーズⅡの「死の模擬体験ワーク」のはがき、いずれもはがきにまつわる本書の最後に載せるにはふさわしい文章と考え、追補分として掲載しました。

⌘ 終わりに

外部から講師をお呼びしてのカンファレンスができなくなるかもしれないということで開催を前倒しにして強行したのが、2020年の２月末、それが私にとってのコロナ禍の始まりでした。

それから今日に至るまで、医療者としてばかりでなく、一市民として、あるいは「生き物としての人」など様々な視点から、いろいろなことを学び、考えさせられてきました。しかしながら、ここでは本書と関連性のある事項についてのみ触れさせていただきます。

まず、最初が保健所並びに保健師さんの働きについてです。本書が宮城県内各地で行われた保健所主催（仙台市保健所、仙南、塩釜、大崎保健所）の市民講座の講義録であることは「はじめに」でも述べたとおりです。東日本大震災時の、目立たないけれど称賛に値する働きの一つとして感染症の防御がありました。季節的に寒さの厳しい時期であったことも幸いしたとは思いますが、停電で冷蔵庫など保管の条件や、手洗い用の水不足などで衛生条件が悪い環境下で、支援の食糧などによる食中毒や胃腸炎の発生もなく、散乱する瓦礫の中での救出作業や搬出作業に伴う破傷風の発生もごく少数でした。また、ヘドロ混じりの粉塵の舞う中での活動や避難生活でもインフルエンザなどの呼吸器疾患も最小限に抑えられました。

それぞれの領域の方々の、与えられた部署での献身的な活動が結集された成果であることは言うまでもないことですが、保健所、特に保健師の方々（現役の方のみならず、すでに退職されていた方々もボランティアとして応援）の活動が如何に大切な役割を果たしたか、私の想像以上でした。講演会の準備などで、震災当時現地に居られた保健所の職員の方々ともお話をするようになってから、ようやく知った実情もたくさんありました。保健所はまさに陰で支える部署で、保健師をはじめとする職員は黙々と勤めを果たされたのです。

それを知っているだけに、今回のコロナ禍で保健所の皆さんがどのような状況で、どんな思いで働いておられるのか、多少なりとも想像できるだけに、ニュースや新聞で保健所の話に触れるたびに胸が締め付けられる想いがしております。

今回もいつもと同じように陰で支える部署として、目立たぬけれど着実に昼夜を問わず身を粉にして働いておられるのでしょう。

どうか御自分を守ることも大事な仕事の一つと考えて、ご自愛くださるようにお祈りいたします。

二つ目が、広狭深浅など程度の差こそあれ、「世の中挙げてのメメント・モリ」の風潮を感じられたことではないでしょうか。

最期のお別れの面会、遺体との対面、お葬式の在り方など「生と死、老いと病、利己的・利他的行動、迷惑」などなど、これまではごく一部の人々の間でしか関心がもたれなかった事柄が、多くのマスメディアにも取り上げられ、一気に表面に浮き上がって、日常的な事柄として語られるようになった感じがします。

先日亡くなられた故久道茂先生（宮城県対がん協会名誉会長、東北大学名誉教授）の講演会の冒頭の御挨拶は必ず「皆様おめでとうございます。日本もやっと先進国並みに死亡原因のトップががんになり、がんで死ねる国になりました」でした。そして「世界を見渡せば、今も戦死や餓死、あるいは感染症が死亡原因のトップという国も少なくありません」と続きます。いきなり死ぬ話題で「おめでとう」と、場違いな言葉を聞かされ、度肝を抜かれた聴衆も「そういわれればそうだよな」と、不承不承ながらも納得するような雰囲気になるのがいつもでした。

しかし、演者の久道先生を含めて、会場に居られた誰一人として、よもやそれから10年もたたずにコロナ禍で、このご挨拶の言葉を噛みしめるような事態がおとずれるとは夢にも思わなかったはずです。

1980年代、緩和ケア病棟を立ち上げようとする場合には、必ずと言ってよいほど、お上からは結核病棟やサナトリウム病棟と対比され、消極的な対応しか得られませんでした。確かに、がん患者はがんと診断されても、家族から隔離されて入院させられることはありません。しかし、現在はがんの療養には不可欠な施設として、多くの障害を乗り越えてようやく開設（とりわけ宮城県がんセンターは県民の署名運動と請願による）されて、その役割の重要性も認められたと考えておりました。しかし、コロナ禍で緩和ケア病棟が閉鎖されたり、看護師がコロナ対応に動員され、部屋は開いていても、実質的には機能していない病院や施設が、全国的にも増え、その結果、入院したくてもさせてもらえない状況が続いております。

そのような状況を目の当たりにすると、否応なしに、がんという病気を結核やコロナのような感染症と同じ土俵の上で、比較検討せざるを得なくなっていると考えさせられました。

三つ目が「迷惑」です。

誰もが「自覚なき迷惑仕掛け人」として、人様への迷惑を撒き散らす存在となる可能性を持ち合わせているということです。自分が感染していても自覚症状がないため、自分が普通に行う日常生活がウィルスをまき散らす源（感染源）となりえる、まさにウィルスを人に感染させる迷惑この上ない存在になる可能性も考えられ、人様に迷惑など掛けていないと信じて活動している人のまき散らしたウィルスが 原因で感染し、そのウィルスの増殖が発端となって、亡くなった方がいることさえも想定できるのです。

若く、元気な方々が、自分は感染しない、感染しても重症にはならないと普通にふるまう日常そのものが「自覚なきウィルス散布人」の役割を担い、「自覚なき迷惑仕掛け人」になっている（我々の世代が幼い時からいじめ言葉として使われてきた「バイ菌」的存在に）なる危険性があるという認識が必要なのです。

一方で、「認知症になって、何も分からなくなって人様に迷惑を掛けるくらいなら安楽死を選びたい」と言われておられた橋田寿賀子さんが親しい方々に見守られながら、安らかに旅立ちました。

「自覚なき迷惑仕掛け人」という状況は同じでも、安楽死まで考える人が懸念する迷惑と、「自覚なきウィルス散布人」として不要不急の外出もいとわない方々が掛ける「迷惑」と、どちらの「迷惑」が社会的に問題とすべきか考える必要があるように思いました。

年老いて、家族や親しい知人に掛ける迷惑なんてかわいいモノではないかとすら思われます。どなたの言葉か定かではありませんが、人には求められることによって生じる価値もあれば、迷惑を掛けてもらえることによって生まれる幸福感もあるそうで、人生は「持ちつ持たれつ、お互い様」の精神が大切、とも聞いております。あくまでも私の個人的な意見ですが、「意識している、あるいは予知している迷惑」は、少なくとも「(安楽）死」と天秤に掛けるような事柄ではないように思われます。

たとえ、どんなに迷惑を掛けて旅立ったとしても、迷惑も掛けられず、お世話にもなれず、旅立ってもコロナ罹病により骨揚げもできず、遺骨だけが配送されるお別れはあまりにも切ないと感じました。

この時期にこの本を上梓することになったのも、何かのご縁と思います。

話の展開が、形而上学的な事柄から、一気に事務的なことになりますが、四つ目が、講演録としての出版には大きな高い壁があることが分ったことです。本には本としての約束事があるらしく、口演とそれを聴いてくださった皆さんの感想や批評（市民講座のそれは、まさに市民の生の声）を同時に掲載するという型に拘ったので、いくつかの出版社から出版を断わられ、一時は出版をあきらめました。

しかし、私が担当する外来日に月に１回来られ、ご自分でも河北新報出版センターから本（『戦争の頃仙台、宮城』）を出版されている石澤友隆氏や、シリーズⅡの巻末にも紹介した毎日新聞の滝野隆浩氏の励ましや、アドバイスと後押しにより、最後に金港堂出版部さんに自費出版という形でようやくお引き受けしてもらいました。まさに「クモの糸」に縋り付いてやっと出版にこぎつけた感じです。

最後になりますが、講演録という無茶ぶりの文章を丁寧に本として出版できるように校正してくださった金港堂出版部の菅原真一さん、田高佳枝さんに心から御礼申し上げます。

山室　誠

1963年　麻布高校（東京）卒、1970年東北大学医学部卒業後麻酔科学教室に入局、その後仙台市立病院、NTT東北病院、宮城県立がんセンターにて麻酔及びペインクリニックを担当。1999年に東北大学大学院医学系研究科疼痛制御科学分野教授・東北大学病院緩和ケアセンター長を勤めた後、八戸看護専門学校学校長を経て2013年より現在の在宅支援診療所岡部医院医師となる。
著書：『図説痛みの治療入門』『痛みの薬物療法』『がん患者の痛みの治療』『緩和ケアテキスト』『家で死ぬということ』など

・「仙台ターミナルケアを考える会」、「東北緩和医療研究会」役員及び会長

※ P48
従来、岡部医院（名取）と岡部医院仙台とがありましたが、2021年3月に岡部医院は閉院しました。現在は両方を統合して「岡部医院仙台」になっています。

看取るほどわかる命の重さかな
～赤いパンツと官製はがき～

令和3年　9月28日　初　版
　　　　12月10日　初　版　第2刷

編著者　山　室　誠
発行者　藤　原　直
印刷所　株式会社ソノベ

発行所　株式会社 金港堂 出版部
仙台市青葉区一番町二丁目3-26
電話　022-397-7682
FAX　022-397-7683

ISBN 978-4-87398-140-6